Marie Phélippeau

Corps Multiples & Mémoires Emotionnelles

Marie Phélippeau

Corps Multiples & Mémoires Emotionnelles

Éditions Vie

Impressum / Mentions légales
Bibliografische Information der Deutschen Nationalbibliothek: Die Deutsche Nationalbibliothek verzeichnet diese Publikation in der Deutschen Nationalbibliografie; detaillierte bibliografische Daten sind im Internet über http://dnb.d-nb.de abrufbar.

Information bibliographique publiée par la Deutsche Nationalbibliothek: La Deutsche Nationalbibliothek inscrit cette publication à la Deutsche Nationalbibliografie; des données bibliographiques détaillées sont disponibles sur internet à l'adresse http://dnb.d-nb.de.

Coverbild / Photo de couverture: www.ingimage.com

Verlag / Editeur:
Éditions Vie
ist ein Imprint der / est une marque déposée de
OmniScriptum GmbH & Co. KG
Bahnhofstraße 28, 66111 Saarbrücken, Deutschland / Allemagne
Email: info@omniscriptum.com

Herstellung: siehe letzte Seite /
Impression: voir la dernière page
ISBN: 978-3-330-72112-8

A vous qui me lisez.

Après 25 ans d'industrie et un changement de cap à 45 ans, la Vie m'a conduite sur le chemin de la Médiumnité et des Soins Energétiques.

Ce livre est le résultat de ces années d'expériences et de découvertes continuelles auprès de plusieurs centaines de personnes.

La médiumnité me permet de voir tout ou partie des organes, des corps subtils, des chakras.
Elle me permet aussi d'entendre vos guides, vos ancêtres.

A partir de mes rencontres, de mes lectures, des enseignements reçus des Etres de Lumières, je vous ai retranscrit ma compréhension du corps physique et des corps subtils.

C'est tout cela que j'ai souhaité partager avec vous.

Gardez bien votre discernement.
Ecoutez bien votre cœur.
Là est Votre Vérité.

Merci d'oser "Etre"
Merci d'oser lire.

Marie

Je n'appartiens et n'ai jamais appartenu à aucune secte, aucun parti, aucune chapelle.

SEMER DES GRAINES POUR LIBERER LES GRAINS

Ce livre est là pour semer des graines de curiosité.

Des Graines de Curiosité pour libérer les Grains de Sable.

Les Grains de Sable qui représentent toutes nos émotions enfouies, non exprimées, non digérées, refoulées, stockées au plus profond de nous.

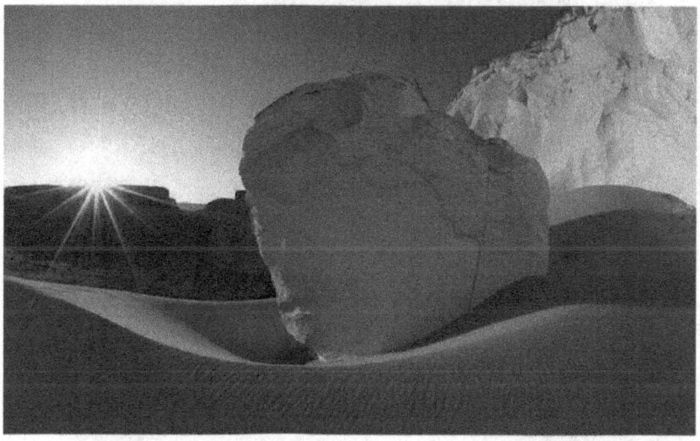

Ce livre est incomplet, imparfait, mais complètement sincère.

Il Est, et c'est déjà beaucoup.

Que chacun puisse se connecter à son Cœur et garder son Libre Arbitre :

- pour la lecture de ce livre,
- pour toutes les informations qui circulent actuellement, écrites ou verbales, médiumniques ou scientifiques.

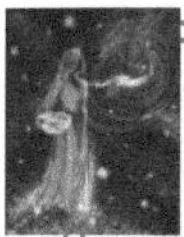

Ecoutons notre Cœur.
Notre Cœur sait ce qui est Juste et Bon pour Nous.

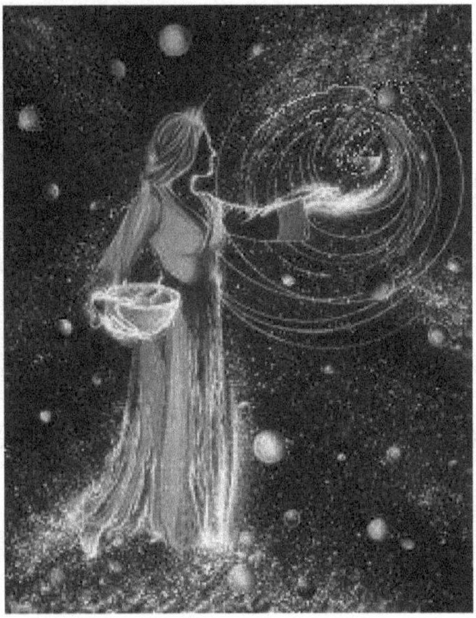

I - LES VIBRATIONS

Les atomes, partout, dans tout …

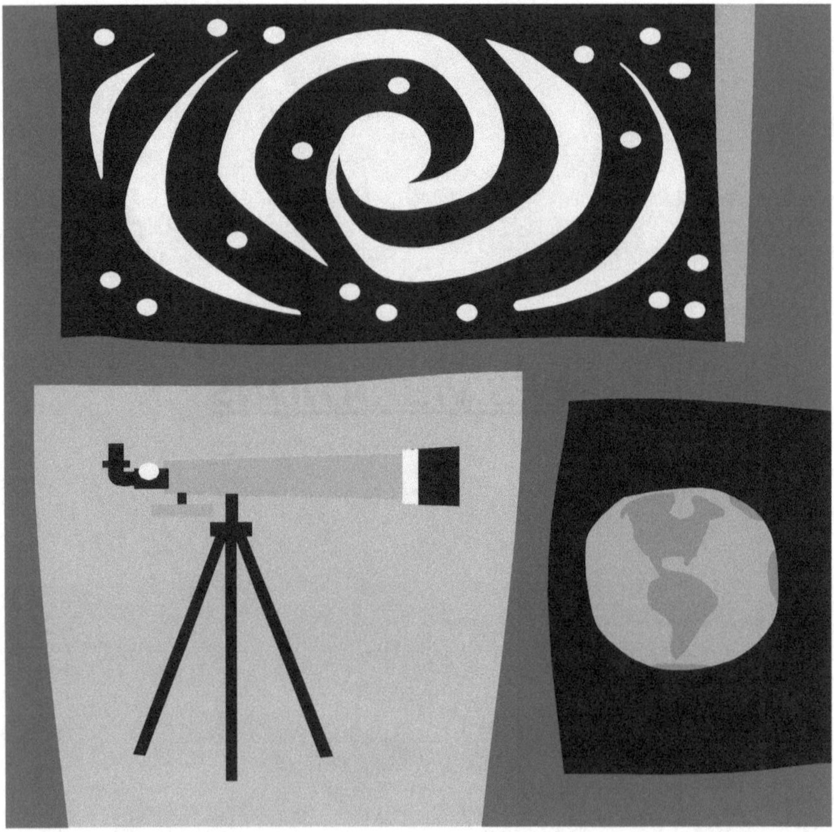

… et en plus, ils vibrent !

LES ATOMES

Partout, dans tout !

Dans nos organes, dans notre corps physique,

et aussi

dans nos corps subtils
(les corps qui sont autour de nous
et que nos yeux ne voient pas),

dans nos maisons, nos meubles, nos objets…

Des atomes partout…

Et en plus ils vibrent...

Le Docteur BOVIS avait compris cela il y a 100 ans.

GRILLE DE BOVIS

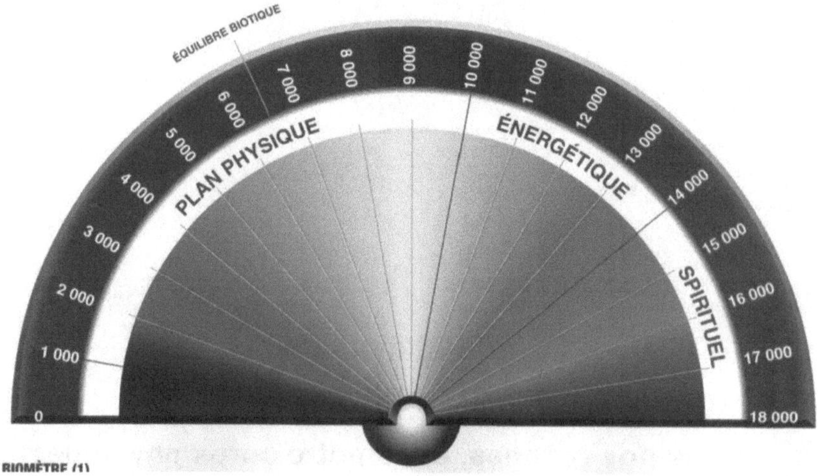

BIOMÈTRE (1)

Informations complémentaires

Réseau Hartmann : Un réseau de radiations entourant toute la terre fut découvert en 1951 par le médecin allemand, Dr Ernst *Hartmann*. Il le nomma "*grille* du réseau global".

Réseau Curry ou réseau diagonale : Il porte le nom du Dr Curry qui l'a découvert. On lui donne aussi le nom de réseau diagonale car il est orienté en diagonale par rapport au réseau global. Comme le réseau Hartmann, il recouvre toute la surface de la planète : il est tellurique...

Grille cristalline de la Terre : elle manifeste certaines qualités du cristal sur un plan subtil, en particulier sa capacité de stockage d'informations. Elle contient la bibliothèque des connaissances de la planète, passées, actuelles ou futures. Elle contient des informations relatives aux changements actuels.

LA GRILLE DE BOVIS

La grille de Mesure Vibratoire de BOVIS permet de mesurer avec un pendule la vibration des lieux ou des personnes.

Attention cependant lors de l'utilisation de la Grille de Bovis. Est-ce que la mesure concerne la Vibration des Atomes du Corps Physique ? D'un seul organe ? Ou d'un corps subtil ? D'un champ d'énergie particulier ? De la matière physique d'une maison ? D'un des champs d'énergie de la maison ?

Nous sommes composés de diverses « couches » physiques et subtiles.
La Terre est aussi entourée de Grilles Magnétiques (réseaux Curry et Hartmann), de Grilles Cristallines, et sûrement d'autres grilles dont nous n'avons pas connaissance.

Quelle vibration vais-je mesurer ?

D'autre part, Terre Mère est en pleine transformation, y compris vibratoire. Les scientifiques nous parlent de changement vibratoire, d'augmentation en hertz.

Et si la vibration de la Terre, qui était entre 7000 et 9000 unités BOVIS il y a 100 ans, était maintenant supérieure à 900 000 unités BOVIS ?

Serions-nous en mode essorage, avec toutes les vieilles mémoires qui cherchent à être propulsées à l'extérieur de nous-mêmes ? Et cela depuis 2007, 2008 ?

Aurions-nous simplement changé de mode d'éclairage ? Les ampoules 30W ont été remplacées par des 120W.
Ainsi nous voyons tout ce qui est à nettoyer, à clarifier, à mettre dans l'Amour, surtout en nous et aussi autour de nous.

MASARU EMOTO
le démontre avec l'eau.

AMOUR et GRATITUDE

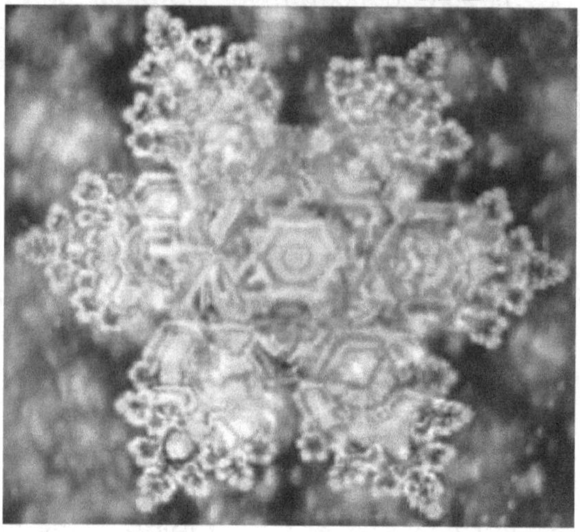

Le Message de l'eau est :
"Regardez en vous-même !..."

Quel est l'effet de vos pensées
sur l'eau de votre corps,
puisque vous êtes composé
de 70% d'eau ?

Sites du Docteur Masaru Emoto
http://www.masaru-emoto.net
http://emotopeaceproject.blogspot.com

LA MEMOIRE DE L'EAU

Masaru EMOTO est un des premiers à avoir osé s'intéresser à l'EAU.

L'eau est présente partout, dans tout, comme les atomes. Notre corps en contient entre 70% et 90%, suivant que l'on est homme ou femme, bébé ou ancien.

Masaru EMOTO nous parle en images, en photos.
En laboratoire, les chercheurs ont stocké l'eau en bouteilles, puis, pendant quelques heures, ils ont transmis des informations à l'eau : musiques, messages écrits sur les bouteilles, photos positives ou négatives, etc.
L'eau a mémorisé la vibration de l'émotion émise par les messages, formant ainsi de magnifiques cristaux ou à l'inverse ne réussissant pas à cristalliser. **L'eau mémorise !**

Pourtant, l'eau dans une bouteille,
ça n'a rien de « psychologique ».

Les chercheurs ont fait des photos des "fleurs de cristal" pour chaque message.
Si les mots font de l'effet sur l'eau dans une bouteille, que font les mots sur notre corps, dans nos cellules d'eau ?
Des Mots Maux ou des Mots Amour.

Si c'était l'eau qui retenait l'information dans nos cellules ?
Quelle est l'eau que je donne à mes cellules ? Avec des produits chimiques ou la plus pure possible ?

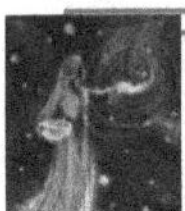

« AMOUR et GRATITUDE »

Amour : je te donne, je t'offre cette vibration de mon cœur.
Gratitude : je te remercie pour tout ce que je reçois.
C'est l'équilibre du Ying et du Yang.
Alors, allez-y !
Dites 100 fois / jour « Amour et Gratitude »
à toutes vos cellules,
et surtout à celles qui sont en souffrance.

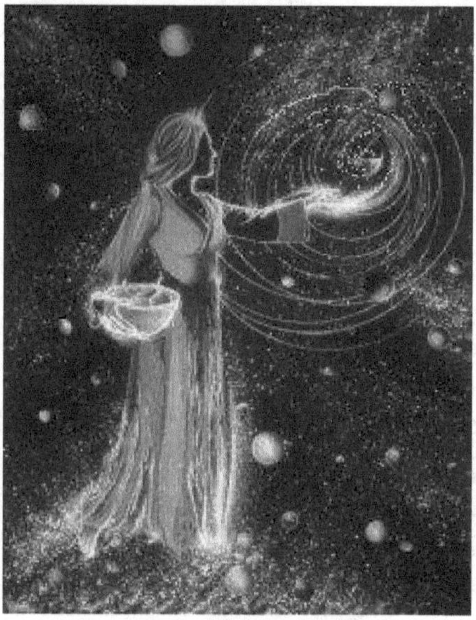

II - L'ETRE HUMAIN
&
LES ATOMES

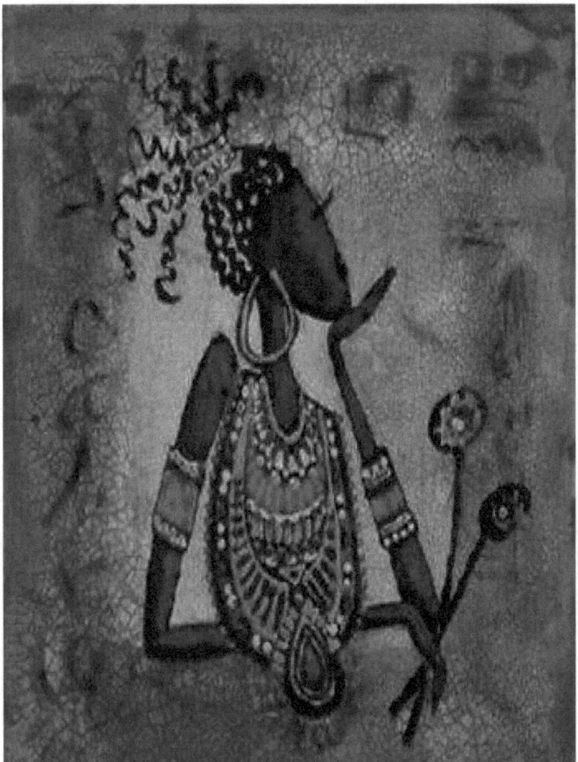

1 - Les mémoires émotionnelles :

- mémoires de cette vie
- mémoires généalogiques
- mémoires karmiques
- liens karmiques
- sur le bord du nuage divin

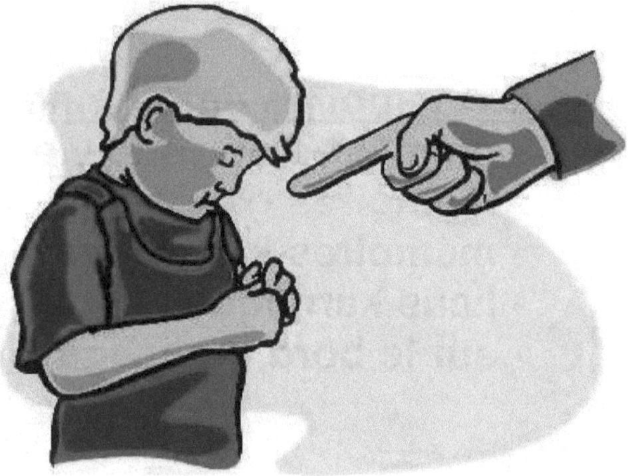

LES MEMOIRES EMOTIONNELLES DE CETTE VIE

Tout au long de nos journées, depuis notre conception, nous vivons des **Emotions**, de joie, de peur, de bonheur, de tristesse, d'amour, de colère, etc.

Toutes ces émotions sont composées de 2 parties :

- l'image (le film) que notre cerveau enregistre.
- l'émotion qui est soit exprimée, soit refoulée.

Il est important de conserver "le film". C'est l'expérience choisi par notre Âme pour nous permettre d'être qui nous sommes.

Il est important de libérer "l'émotion". C'est elle qui empêche l'Energie Divine de circuler dans nos cellules.

Lorsque l'émotion est refoulée, elle se stocke quelque part dans le corps et devient une mémoire émotionnelle. C'est comme un "grain de sable" qui vient s'incruster entre les atomes. Puis un jour, c'est un "petit tas de sable" qui est là, camouflé, dans une partie du corps. Et ce "tas de sable" empêche les atomes de vibrer correctement, et empêche l'énergie vitale de circuler dans et autour des atomes.

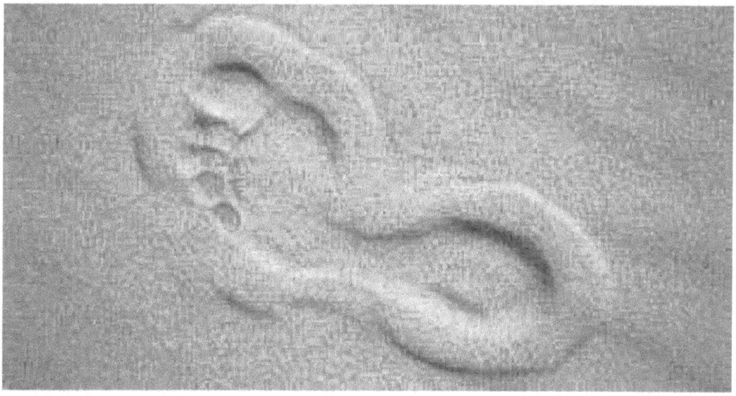

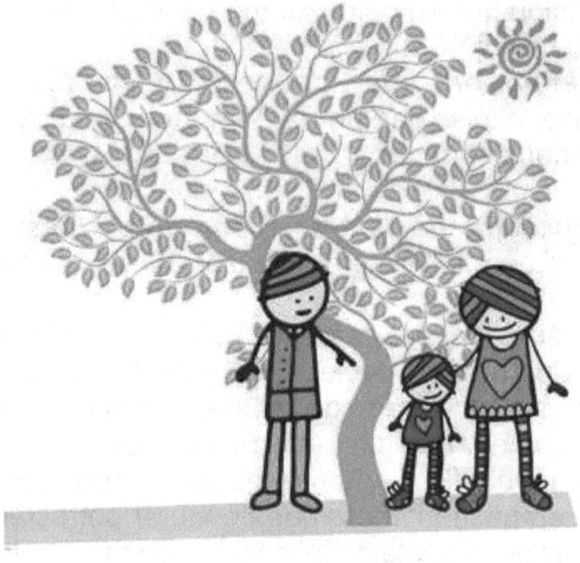

LES MEMOIRES GENEALOGIQUES.

Nos ancêtres nous ont transmis des traits physiques, des traits de caractères, et des "traits émotionnels". Des vieilles mémoires qui se transmettent en héritage !
S'ajoutent à ces mémoires familiales les mémoires collectives et croyances de notre famille, notre pays, notre religion, notre système culturel.
Pourquoi ai-je choisi cette famille précisément pour m'incarner cette fois-ci ? Il n'y a pas de hasard.

Quand nous étions une "Etincelle Divine", sur le bord du nuage, en train de regarder la Terre où bientôt nous allions revenir, nous nous sommes fixé 1 ou 2 thèmes d'évolution en accord avec notre Ame.
Par exemple : la relation à l'autorité masculine, la relation à l'argent, etc.
Et là, sur le bord du nuage, nous sommes d'accord qu'il faut venir remettre de l'Amour dans tout ça.
Alors, nous choisissons une famille en accord avec nos objectifs. Lors de notre naissance, nous oublions les thèmes choisis ! Oups !... Et là, quelquefois, ce n'est pas drôle du tout. Mais notre Âme, elle, n'a pas oublié.

Nos cellules ayant hérité des mémoires émotionnelles généalogiques, nous aimantons à nous des situations répétitives, jusqu'à ce que nous prenions conscience qu'il y a possibilité de libérer les "grains de sable", de refaire circuler l'énergie, et de s'attirer des moments de Joie et de Bonheur de plus en plus fréquents.

Nous ressentons que nous avons intégré l'Expérience en accord avec notre Ame.

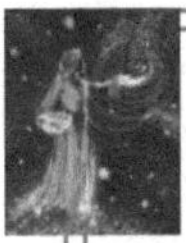

**Et si l'ancêtre, dont j'ai hérité de la souffrance, c'était Moi, dans une autre vie ?
Serais-je revenu mettre de l'Amour là où j'avais laissé de la douleur ?**

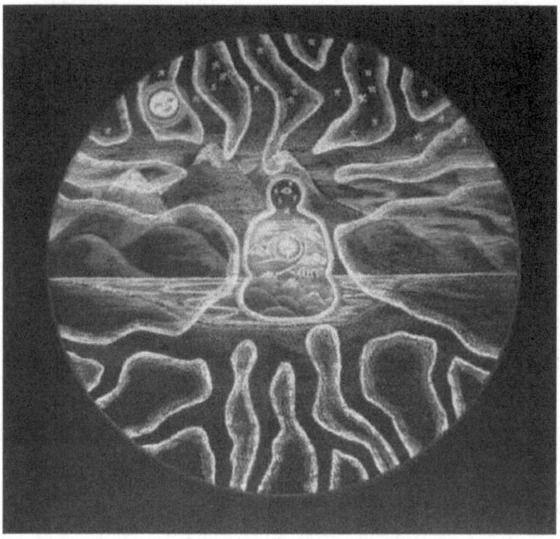

LES MEMOIRES KARMIQUES

Notre Ame a choisi d'expérimenter la Dualité, le bien/le mal, le jour/la nuit, le yin/le yang. Dans nos expériences, lors de nos différentes vies, nous avons vécu un peu de tout :

- la chasteté et la prostitution
- la pauvreté et la richesse
- la souffrance physique et la pleine santé
- l'abus de pouvoir subi et que l'on fait subir
- etc.

Toutes ces Mémoires de Vies sont stockées quelque part autour de la Terre, dans une grande bibliothèque (mémoires akkachiques). Est-ce que notre Âme est attachée à une vie particulière de cette bibliothèque ?

Il y a des Etres "Grands", des Artistes Renommés, des Compagnons de Jésus, de Bouddha ou de Mahomet. Notre Ego aime se reconnecter à ces vibrations présentes dans les mémoires de cette Terre. Cher Ego...

Nous avons été des gueux, des mendiants, des voleurs, des violeurs, des fanatiques... Là, c'est beaucoup moins flatteur !

Pourtant, lorsque nous étions une "Etincelle Divine", sur le bord du nuage, en train de regarder la Terre, nous avons fait le bilan de toutes ces vies.

C'est à ce moment là que nous avons fixé les thèmes d'évolution en accord avec notre Âme, pour cette vie.

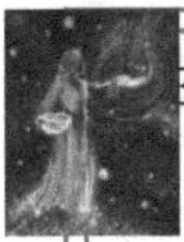

Est-ce important d'aller regarder le passé, les vies karmiques ?
ou
Est-ce que j'accepte pleinement qui je suis, dans cette vie, avec la famille choisie par mon Âme, avec la vibration de mon prénom choisi par mon Âme ?

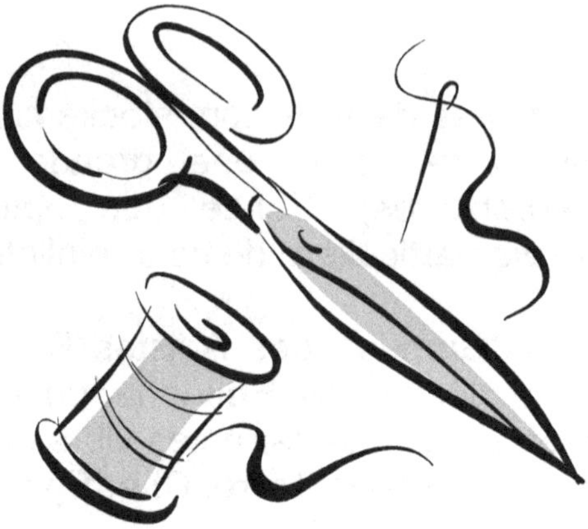

LES LIENS KARMIQUES

Nous avons choisi de revenir sur cette Terre pour remettre de la Sérénité dans nos mémoires karmiques. Elles sont en liens avec d'autres âmes qui ont aussi choisies de s'incarnées. Lorsque nous nous rencontrons, nous réactivons nos liens karmiques.

Nos rencontres sont souvent pleines d'amour, comme si nous nous connaissions depuis toujours.

Parfois, nos rencontres sont plus difficiles, voir houleuses, avec des difficultés relationnelles. Ce sont les liens non pacifiés de nos vies anciennes.

Nos rencontres - retrouvailles durent le temps d'un regard, d'un café, d'une journée ou de toute une vie.
Nos Âmes se sont déjà rencontrées, et elles nous demandent dans cette vie de mettre la Paix dans nos relations et dans notre Cœur.

Il est donc important de défaire nos liens qui entravent notre sérénité.

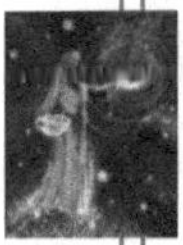

Quelques outils peuvent nous aider :

- Ho'oponopono sur nos mémoires communes.
- l'aide des Porteurs de Lumière et de l'Archange Mickael pour couper les liens avec Amour.
- remercier pour les vies et les expériences partagées.
- pardonner à l'autre
- et demander pardon pour toutes les souffrances occasionnées, conscientes ou inconscientes.

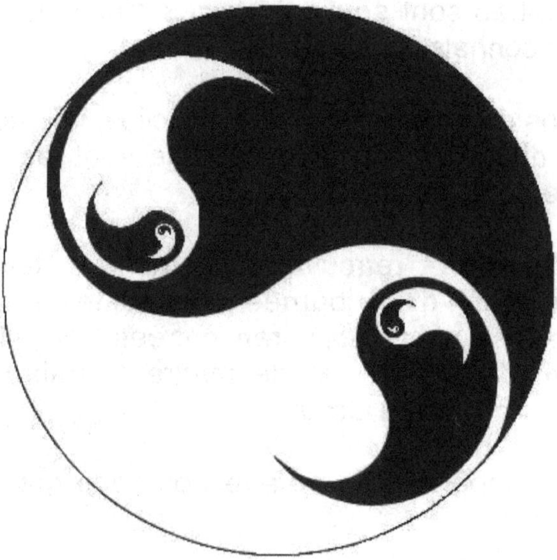

SUR LE BORD DU NUAGE

Assis sur le bord du nuage divin, nous choisissons de revenir sur Terre, de nous réincarner, de continuer à expérimenter la dualité, de mettre la Paix, l'Equilibre et l'Amour dans toutes les situations difficiles de notre vie future. Quel beau programme !

Nous mettons dans notre sac à dos des histoires de vies dont les souffrances sont en lien avec les thèmes que nous avons choisi de faire évoluer.

Serait-ce cela nos mémoires karmiques ?

Serait-ce les livres de vies de nous tous ?
Pouvons-nous réécrire la fin avec de l'Amour ?

C'est ainsi que nous avons choisi une famille terrestre qui avait justement ces points là en souffrance.
Cette famille terrestre nous permet donc de mettre de l'Amour et de la Paix, dans nos cellules karmiques et généalogiques.

Dans cette expérience de la dualité, l'élévation des vibrations de la Terre nous permet de voir nos "zones d'ombre". N'oublions pas qu'à chaque zone d'ombre correspond la Lumière. Et si nous voyons notre "Ombre", regardons aussi notre "Lumière", le meilleur de nous-mêmes.

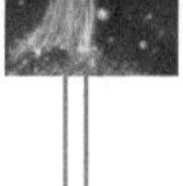

Lorsque nos Cellules sont guéries de nos souffrances karmiques, généalogiques et de cette vie, nous pouvons nous reconnecter pleinement à l'Energie de nos Potentiels Karmiques ou de nos plus belles vies, à nos Potentiels Généalogiques ou de nos ancêtres, et tout activer dans cette Vie.

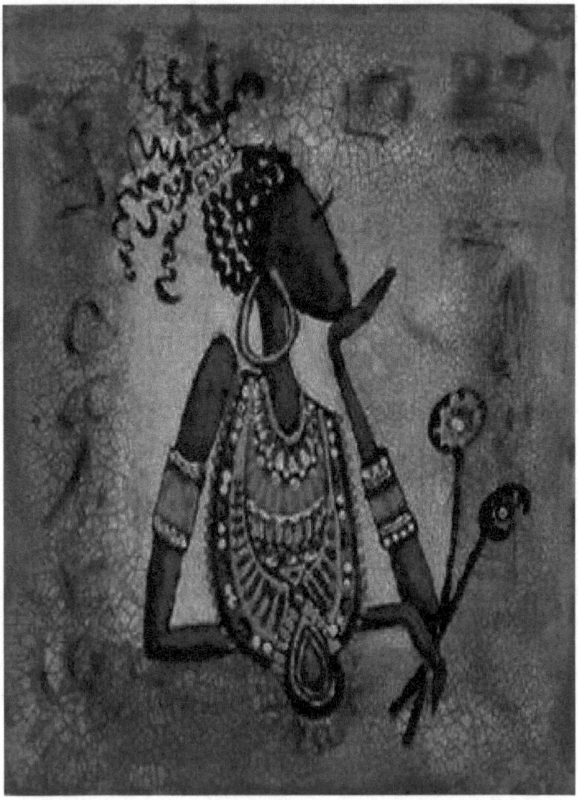

2 - Le cerveau :

- les pensées
- les paroles
- l'autre me dérange
- ce qui se passe à l'extérieur
- lieux de vie et lieu de travail

80 000 pensées / jour !

80 000 fois où je pense. A chaque fois je crée une bulle qui part dans l'atmosphère et se colle à un égrégore.

Et mes pensées ?

- elles élèvent la conscience de la Terre ?

ou

- elles sèment la tempête ?

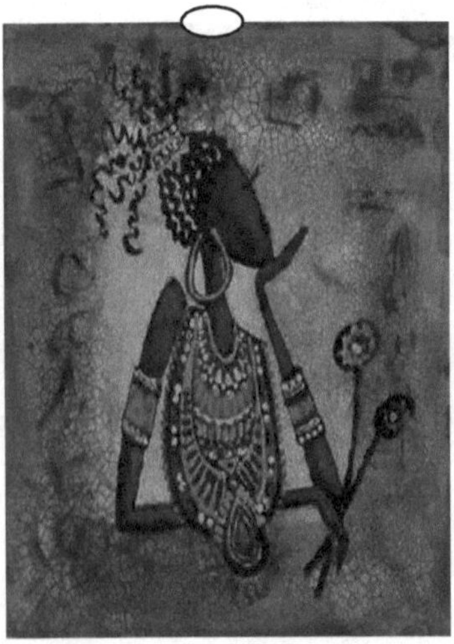

LES PENSEES

Notre cerveau aurait la capacité d'émettre 80 000 pensées par jour ! Elles ne sont pas toutes maitrisées, ni toutes en vibration Amour.

Que font nos pensées ?

Elles sortent de nous sous forme de bulles avec :
- des vibrations basses quand nos pensées sont tristes, haineuses, coléreuses, d'apitoiement...
- des vibrations hautes quand nos pensées sont joyeuses, compatissantes, aimantes, sereines, ...

Les bulles se regroupent en fonction de leur taux vibratoire :
- les "bulles colère" avec les "bulles colère",
- les "bulles apitoiement" avec les "bulles apitoiement", etc.

Cela forme des Egrégores, qui flottent dans nos chambres, nos maisons, nos lieux de travail, au dessus de notre village, de notre Président de la République, de notre Pays, de la Terre.

Quand nous allons mal, la vibration globale de nos atomes chute. Notre corps peut alors s'attirer un "nuage égrégore" correspondant à notre état émotionnel. Ce qui amplifie notre mal être.

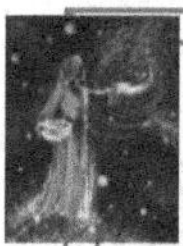

Nous sommes responsables de nos pensées.
Par exemple : nos pensées envers Notre Président
(d'association, d'entreprise, en politique).
Toutes nos pensées regroupées forment un énorme Egrégore.

Lorsque le Président doit faire des choix, sera-t-il connecté
à ses peurs et aux égrégores qui y sont reliés
ou à son cœur et aux égrégores d'Amour ?

Socrate et les trois tamis

Un jour, un homme aborde Socrate et lui dit :

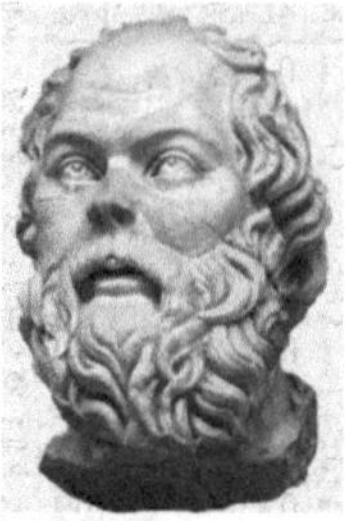

- Ecoute, Socrate : tu dois absolument savoir ce qu'a fait ton ami...
- Attends. As-tu passé ce que tu vas me dire au travers des trois tamis ?
- Trois tamis ???

- Oui. **Le premier est le tamis de la Vérité**. As-tu contrôlé toi-même si ce que tu veux me dire est vrai ?
- Euh, non. On me l'a raconté, mais...

- Bien, bien. Mais peut-être as-tu utilisé le **deuxième tamis**, qui est **celui de la Bonté ?** Même si ce que tu veux me raconter n'est pas certain, est-ce quelque chose de bienveillant ?
- Non, pas précisément... Au contraire !

- Hmm. Essayons le **troisième tamis. Celui de l'Utilité**. Est-il utile de me raconter ce que tu as envie de me dire ?
- Utile ?? Non... pas vraiment.

- Eh bien, conclut en souriant le philosophe, si ce que tu veux me raconter n'est ni vrai, ni bon, ni utile, je préfère l'ignorer, et je te conseille de l'oublier.

LES PAROLES

Lorsque nous parlons, notre voix émet une vibration, des sons, et cette vibration vient en contact avec :

- nos cellules,
- les cellules de celui à qui nous parlons,
- l'air, l'atmosphère, l'espace.

Les mots ainsi émis sont porteurs d'une vibration :

- qui guérit et apporte la sérénité ? ou
- qui apporte les maux et la souffrance ?

Nos paroles et les mots utilisés sont importants. Ils nous aident à nous construire quand nous parlons de nous. Ils nous aident à construire l'autre et surtout les enfants que l'Univers nous confie.

De nouvelles techniques arrivent à disposition de chacun de nous depuis plus de 20 ans, pour réapprendre à communiquer.

Osons ainsi exprimer notre ressenti, nos émotions.
Et bannissons de notre langage le "Tu qui Tue", cet automatisme qui nous fait accuser l'autre au lieu de regarder au-dedans de nous.

Nous regardons l'autre et quelques fois nous ne le trouvons pas très évolué spirituellement. Qui sommes nous pour émettre une telle pensée ?
L'autre était peut-être un grand maitre spirituel dans une autre vie. Son Âme a fait le choix de se réincarner pour terminer une leçon, une expérience très basique. Et dans cette vie, il n'a nullement besoin de s'intéresser à la spiritualité ou aux énergies. Vouloir le changer, c'est prendre le pouvoir sur lui.

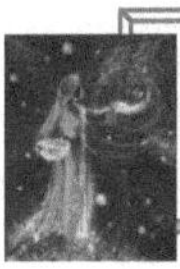

Acceptons l'autre comme il est, avec notre Cœur, sans rien attendre. C'est l'Amour Inconditionnel, donc sans conditions.

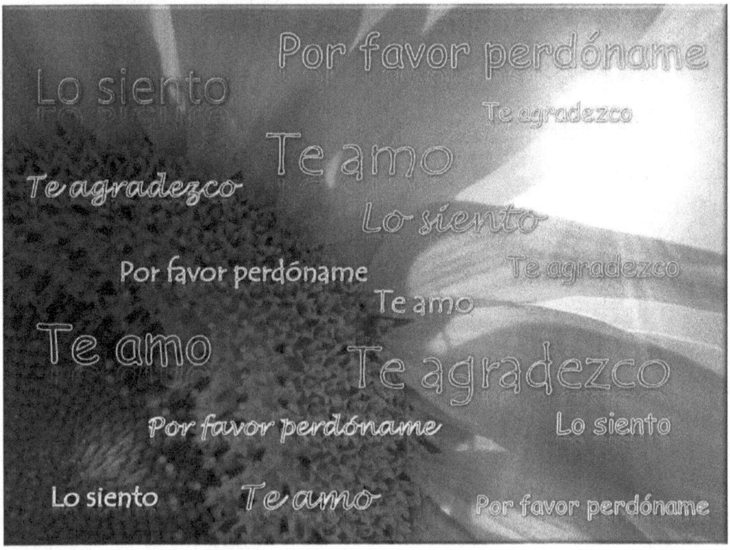
Por favor perdóname
Lo siento
Te agradezco
Te amo
Te agradezco
Lo siento
Por favor perdóname
Te agradezco
Te amo
Te amo
Te agradezco
Por favor perdóname
Lo siento
Lo siento
Te amo
Por favor perdóname

L'AUTRE ME DERANGE

Et oui, l'autre !

L'autre nous agace, nous insupporte, nous énerve, nous met en colère. L'autre est plein de défauts ! Et oui ! L'autre, pas nous !

Simplement, l'autre est sur notre chemin pour que nous puissions identifier nos souffrances.

Son comportement, ses gestes, ses mots viennent réveiller en nous de vieilles douleurs, des plaies anciennes, quelquefois généalogiques ou karmiques. Merci à l'Autre de nous faire prendre conscience de ce qui est caché en nous. Nous ne pouvons pas changer l'autre (prise de pouvoir sur l'Autre).

Nous pouvons nous changer nous-mêmes.

C'est en regardant nos Souffrances, en leur donnant de l'Amour, que nous pouvons les Guérir.

La technique Ho'Oponopono est un très bel outil.

Voici un résumé :

DESOLE : Je suis désolé mes cellules, d'avoir laissé en moi ces blessures et ces souffrances que je viens de découvrir.

PARDON : Je vous demande pardon mes cellules, car ces mémoires empêchaient l'Energie de circuler librement.

MERCI : Je vous remercie de m'en faire prendre conscience maintenant, merci à vous mes cellules.

JE VOUS AIME : Je vous aime, mes cellules, et que l'Energie d'Amour circule maintenant en vous, en nous, en moi.

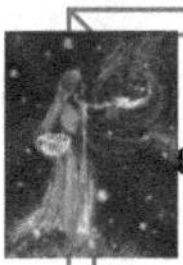

Répéter 5 ou 6 fois, si possible à voix haute,
et encore mieux devant un miroir (tous les sens sont actifs) :
Désolé, Pardon, Merci, Je vous aime.
Au fur et à mesure, la Voix triste devient Joie.
Ecoutez votre voix.

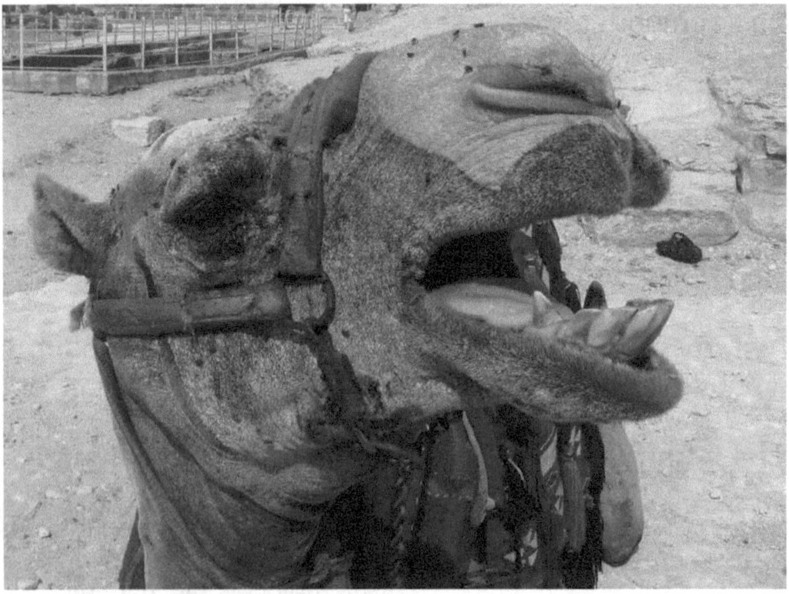

CE QUI SE PASSE A L'EXTERIEUR ME DERANGE

Un exemple : je voyage dans le désert. Il y a des mouches, des mouches et des mouches. Les 2 personnes qui m'accompagnent ont autant de mouches que moi autour d'elles. Pourtant, elles ne semblent pas dérangées. Chez moi c'est l'agacement, mes mains passent et repassent devant mon visage pour chasser les mouches ! Une mouche entre dans mon nez, puis une deuxième ! Quelle horreur ! Je suis en colère tellement je suis agacée.

Quelles sont donc ces "mouches intérieures" qui m'agacent tant dans ma vie ?

Qu'est ce qui perturbe ma respiration, ma concentration, qui laisse s'écouler mon énergie vers l'extérieur, qui m'énerve ? Ce sont les pollutions de mon quotidien d'hier (soucis, sollicitations, interférences...) qui encombrent encore ma tête. Merci les mouches de m'avoir fait voir ce qui n'allait pas.

****

Autre exemple : j'exprime un blocage que je n'arrive à pas à dénouer depuis plusieurs mois. Passe alors devant nous un dromadaire (et oui, c'est bivouac dans le désert) avec ses pattes de devant attachées, pour éviter qu'il ne se sauve dans les dunes.

Que veut me dire le dromadaire ?
Il me montre que dans la situation que j'exprime, je suis encore "à terre" et non "debout".

Merci le dromadaire pour cette prise de conscience.

****

Avec la parole nous pouvons diriger notre énergie pour nous auto-guérir au lieu de la gaspiller en bavardages inutiles.

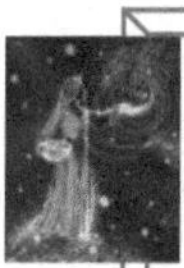

Si nous sommes attentifs aux éléments extérieurs quand nous nous exprimons, ceux-ci nous aident à dénouer nos blocages et nous transmettent des informations dans les 3 secondes qui précèdent ou qui suivent l'instant.

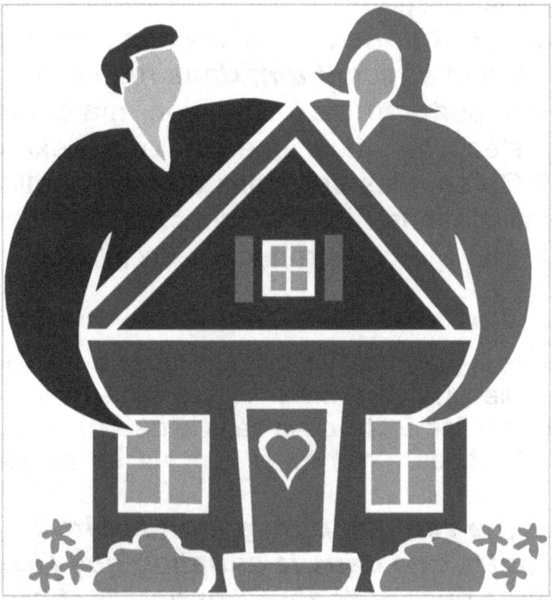

LE LIEU DE VIE et LIEU DE TRAVAIL

Partout où nous vivons, dans notre maison et notre lieu de travail, nous laissons des bulles de pensées, de paroles et d'émotions qui s'accumulent. Parfois des évènements douloureux s'y ajoutent.

Il est nécessaire d'enlever l'ancien, de renvoyer ces bulles dans la Lumière pour leur permettre d'évoluer, de se transformer.

Dans l'espace ainsi libéré, nous pouvons installer l'énergie nouvelle et la Lumière en harmonie avec nous-mêmes.

Cette transmutation des bulles et des mémoires se fait en connexion et en accord avec les Etres de Lumière et les Gardiens des Lieux.

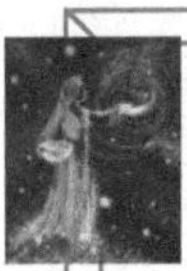

Clarifier régulièrement son lieu de vie et/ou son lieu de travail est important ; vous pouvez utiliser des encens ou huiles essentielles :

- **Encens pontifical (Europe),**
- **Encens Nag Shampa (Inde),**
- **Encens Sauge (Amérindiens).**
- **Huiles essentielles de Citron et Verveine.**
- **Huile essentielle de Lavande et gros sel**

L'ingrédient principal est la vibration d'Amour que vous aurez pour le lieu.

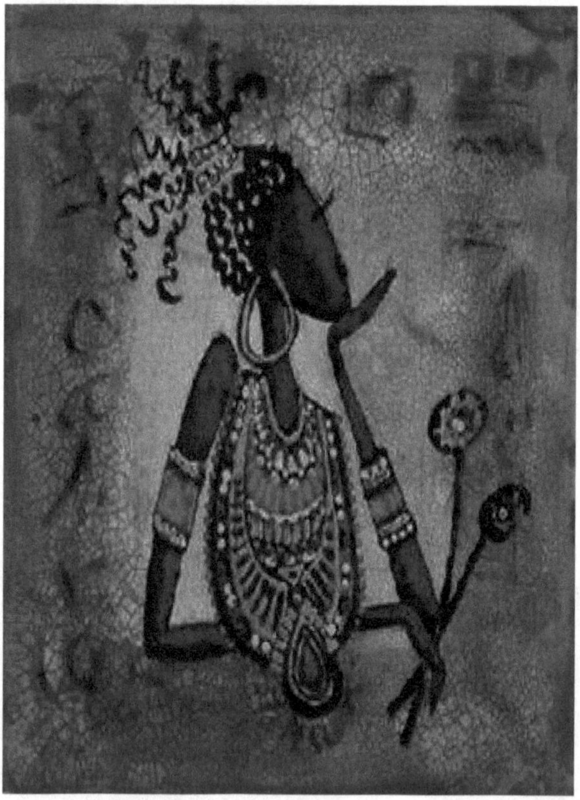

3 - La nourriture

- Les aliments
- L'eau
- L'air

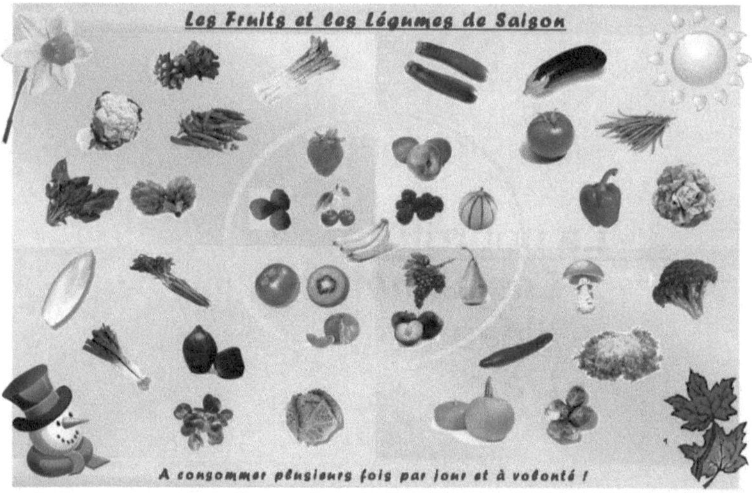

Nous prenons conscience de ce qui nous nourrit pour embellir notre intérieur : les aliments.

Nous prenons aussi conscience de ce qui nous nourrit pour embellir notre extérieur: les cosmétiques pour la peau, les ongles, les cheveux.

LES ALIMENTS

Nous avons choisi de venir nous incarner sur cette Terre, dans cette Vie, dans cette Famille et dans cette Société.
Société Imparfaite ? Peut-être.
Résultat de toutes nos vies passées ? C'est sûr.
Alors aujourd'hui nous pouvons commencer à créer demain en modifiant petit à petit notre comportement :

- nos pensées, nos paroles,
- nos aliments,
- le respect de l'Eau de la Terre,
- le respect de l'Eau de notre Corps,
- le respect de la Terre, de Terre-Mère.

Prendre conscience des solutions :

* ***alimentation locale*** : pour réduire les transports et parce que les aliments produits localement nous apportent les éléments nécessaires à notre acclimatation.
* ***alimentation de saison*** : pour permettre à notre corps de retrouver l'équilibre de nos mémoires de mammifères et en accord avec la Vie de cette Planète.
* ***alimentation saine*** : notre organisme a besoin d'aliments sains, avec le moins possible de pesticides, fongicides ou herbicides, de conservateurs, de colorants. Notre corps est aussi sensible aux vibrations énergétiques laissées par les méthodes de culture, bio ou non bio.
* ***alimentation simple*** : Les aliments industrialisés perdent une grande partie de leur vitalité. Par contre, en cuisinant, vous pouvez ajouter un ingrédient complémentaire : Amour et Gratitude.

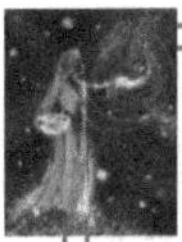

Je deviens ce que je mange :
frais et vivant
ou
industrialisé, conditionné, plastifié et dévitalisé.

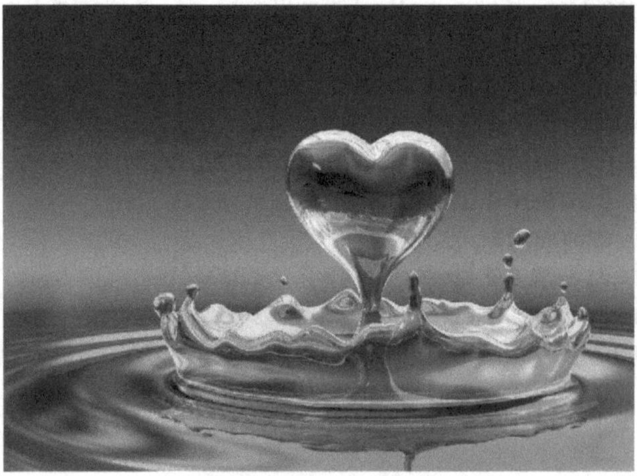

Le Docteur EMOTO nous parle dans ses livres
de notre capacité, par la vibration de notre cœur,
de dépolluer l'Eau de notre Terre.

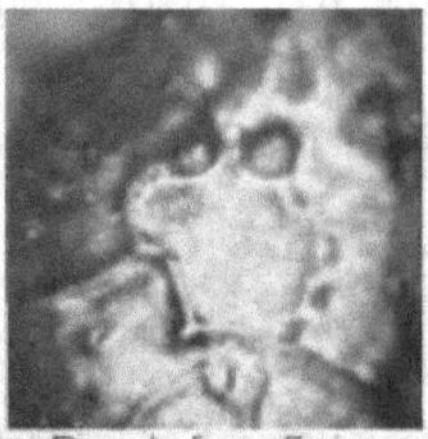

Fujiwara Dam, before offering a prayer

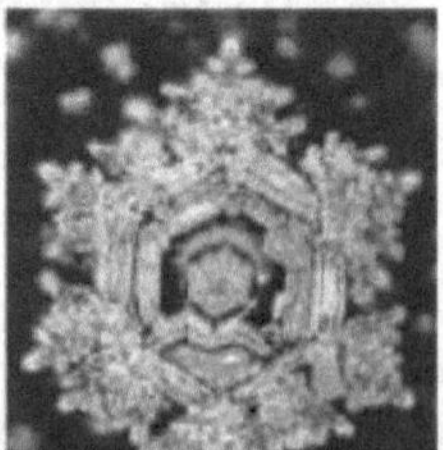

Fujiwara Dam, after offering a prayer

cf : Masaru Emoto : l'Eau, mémoire de nos émotions, édition Guy Trédaniel

L'EAU

L'eau est l'élément de base de toute vie et constitue 70% à 90% de notre corps, suivant notre âge.

Dans notre quotidien, quelle est notre conscience de l'Eau ?

Quelles sont les vibrations que je mets dans l'Eau (pensées, produits, résidus alimentaires ou médicamenteux, ...) ? L'eau qui nous abreuve, l'eau qui nous lave, l'eau des toilettes, l'eau de la pluie (indispensable et nourricière) ont besoins de nos pensées de remerciements, de notre gratitude.

Il existe des systèmes collectifs vertueux d'épuration de l'eau, comme le lagunage, cf celui de Rochefort en Charente-Maritime. D'autres systèmes sont adaptés à la maison, en harmonie parfaite avec la Nature, les Minéraux, les Végétaux, les Animaux et rendent à Terre Mère une Eau Pure.

Qu'attendons-nous ?
C'est à nous, Citoyen Incarné, de remettre de l'Amour dans l'Eau qui nous apporte la Vie.

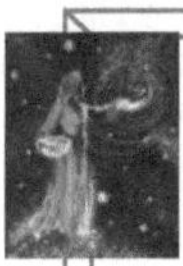

Exemple : la chasse d'eau !
Merci "Eau des WC" de transporter les matières dont je n'ai plus besoin en moi.

Amour et Gratitude à cette eau qui retourne dans la nature pour nourrir les plantes et les animaux ou dans les tuyaux pour hydrater les humains.

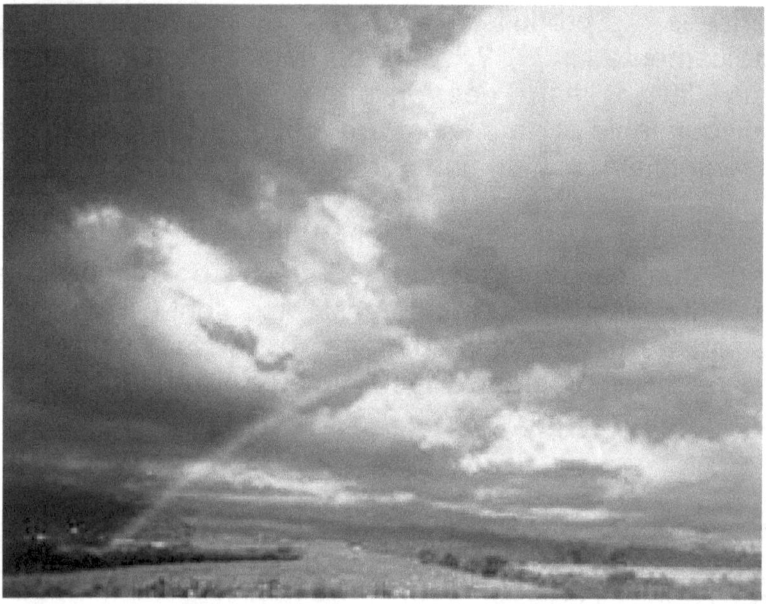

L'AIR

Notre respiration, notre souffle.
L'air est composé d'oxygène, de particules en suspension, de pollen, d'oligoéléments, de micro-organismes, de particules d'amour, d'humidité (tiens ! encore de l'eau).

L'air est porteur des fumées des cigarettes, des voitures, des usines, des émissions des gaz humains, animaux, terrestres, industriels.

L'air assemble et mélange ce qui est visible et ce qui est non visible.

Tout cet air entre dans nos poumons et vient nourrir notre corps via l'oxygène qui passe dans le sang.

Alors, si l'air a des particules d'eau, nous avons la capacité de faire vibrer les particules d'eau, de les remplir d'Amour (principe de Masaru EMOTO).

Certaines personnes réussissent à se nourrir exclusivement par la respiration et n'ont plus besoin ni d'aliments ni d'eau. C'est la Respiration Lumière ou Respiration Pranique. Notre conscience et les 80% non utilisés de notre cerveau peuvent-ils permettre cela ?
(cf le film "Lumière" sorti sur les écrans début 2012)

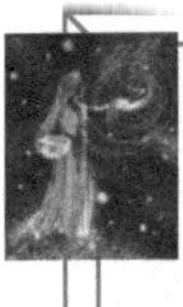

Imaginez que l'Air que nous respirons est rempli de minuscules cœurs et de minuscules étincelles de vie.

Vous inspirez, vous remplissez vos poumons et les bulles d'oxygène entrainent avec elles les cœurs et les étincelles dans le sang.

Votre sang est fier et il va distribuer "Oxygène + Cœur + Etincelles" à chaque cellule de votre Corps. C'est la fête !

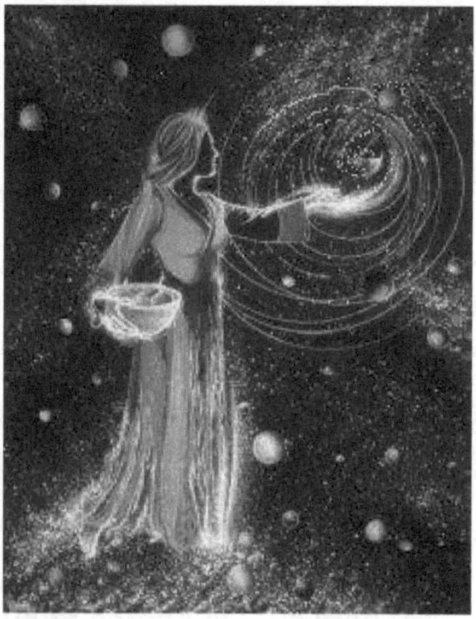

III - L'ETRE HUMAIN
&
LES ENERGIES

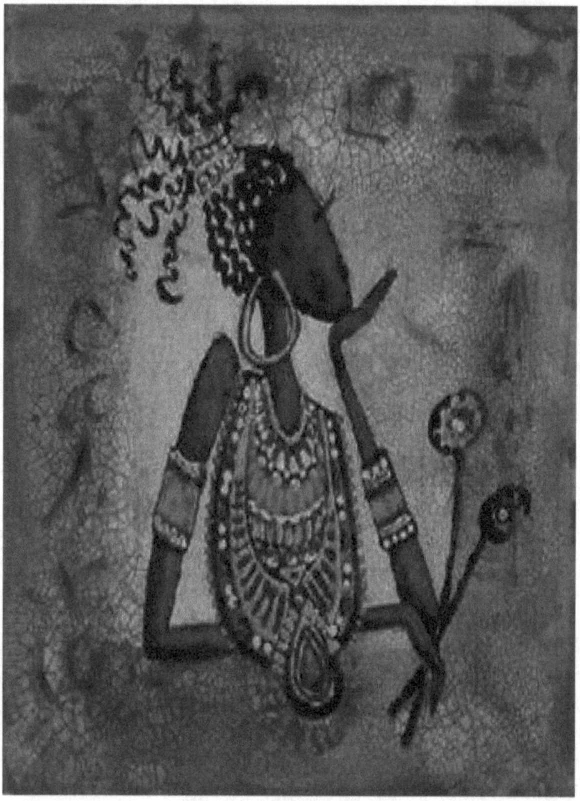

1 - Nos circuits d'énergie :
- les chakras
- certains organes

L'eau, l'air, les aliments issus de la Terre ont une influence directe sur notre corps physique, sur nos Chakras et donc sur notre Aura.

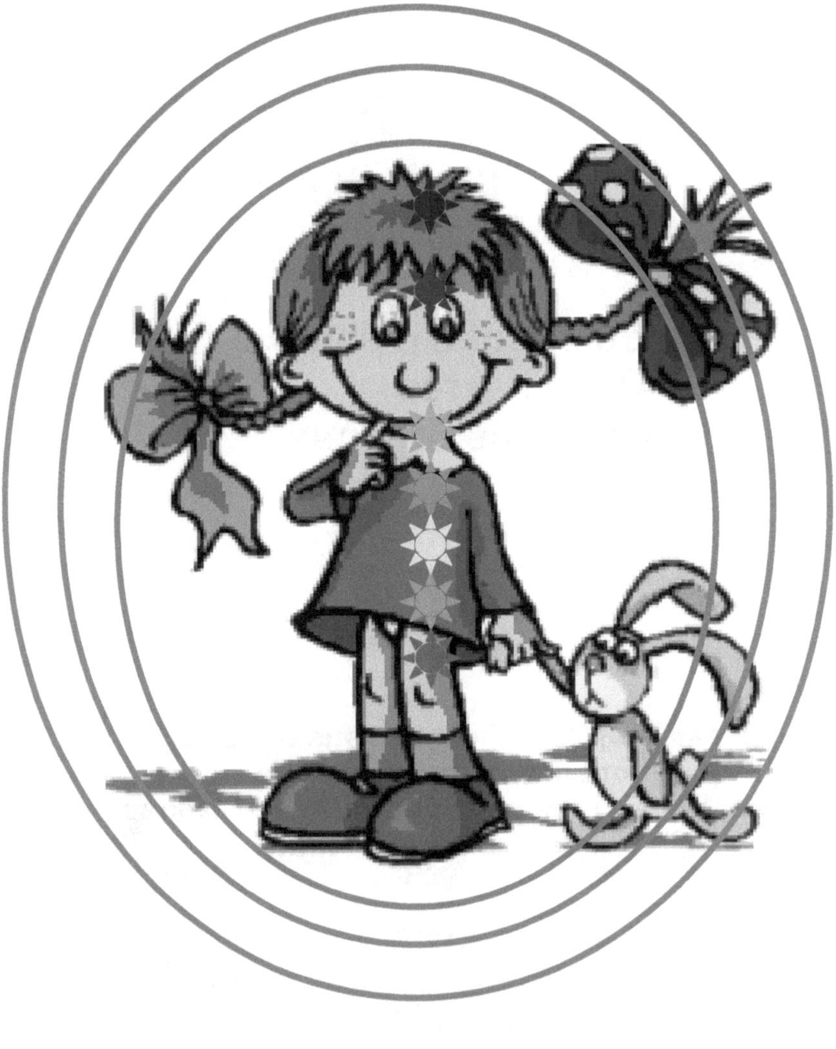

LES CHAKRAS et CORPS SUBTILS

Certains enseignements parlent de 7 chakras principaux, d'autres enseignements en présentent 5, 12 ou 18.

Le corps physique est entouré de 6 corps subtils : émotionnel, mental, astral, éthérique, bouddhique et causal.

Ecoles différentes. Même corps humain.

7 chakras et 6 corps subtils
tout un monde à découvrir

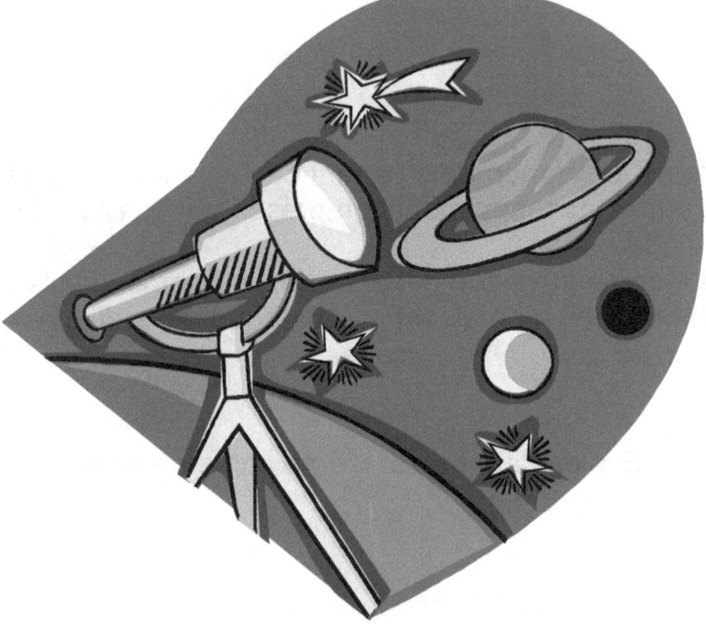

Osons regarder nos atomes et nos grains de sable.

LES CHAKRAS

Les 3 chakras du bas, racine, sacré, plexus solaire sont reliés à Terre Mère, à la Matière et à notre place dans cette Vie.

Le $4^{\text{ème}}$ chakra, celui du cœur, émet une vibration de couleur verte. C'est la vibration de la guérison. C'est ainsi que l'Amour participe activement à la guérison pour Soi et pour les Autres.

Les 3 chakras du haut, gorge, $3^{\text{ème}}$ œil, coronal, sont reliés au Père Divin, à notre connexion avec notre partie Divine.

Les chakras sont des points de rencontres des circuits énergétiques qui traversent le corps humain et alimentent en énergie chaque organe.

Lorsqu'un organe est plein de "grains de sable", l'énergie circule mal dans l'organe, le chakra est alors en perte d'énergie.

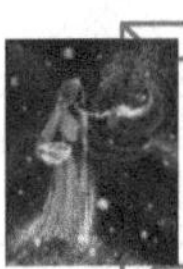

Il est IMPORTANT de libérer les mémoires bloquées dans les organes avant de rééquilibrer un chakra en énergie

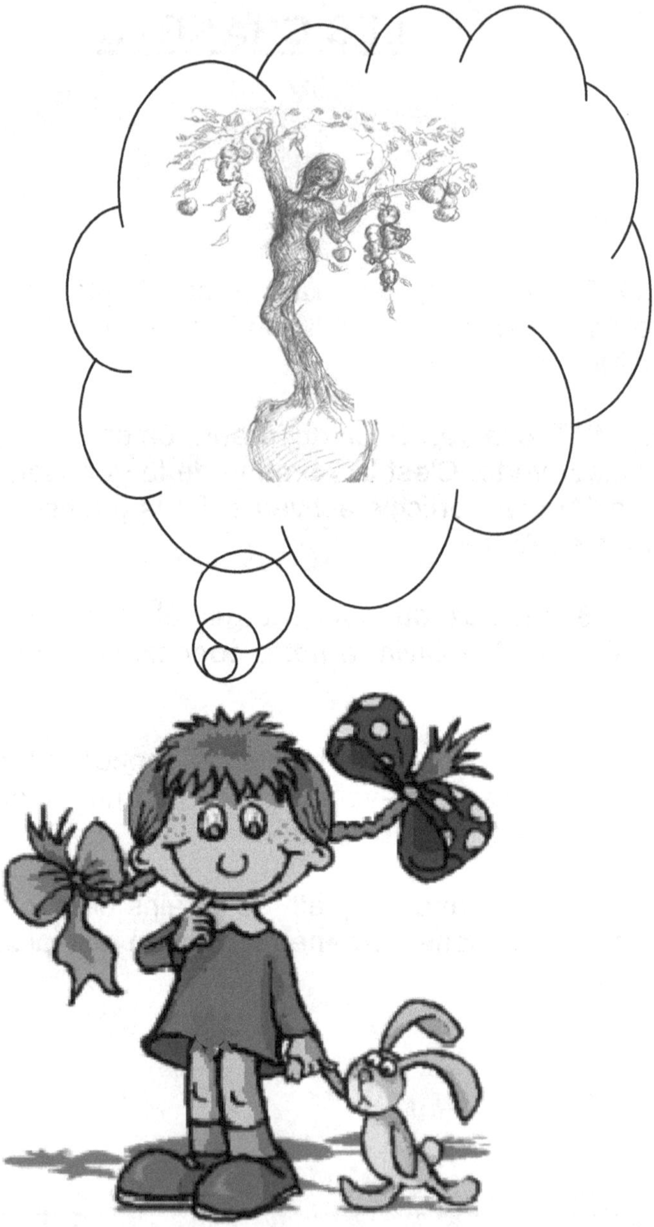

LE CHAKRA RACINE

(Dans le bassin, derrière le pubis)

Dans cette société très virtuelle, basée sur le paraître et l'accumulation des biens matériels, où la devise est ***"Réussir dans la Vie"*** *au lieu de* ***"Réussir sa Vie"***, notre chakra racine est malmené, nos racines mal plantées.

Nous fonctionnons comme des Arbres :
- racines profondes en Terre pour une bonne stabilité contre les coups de vent émotionnels.
- racines souples et élastiques, comme des ressorts ou des lianes, pour voyager et changer de cap en fonction des évènements de notre vie.

Nos Racines nous apportent :
- ***la Stabilité Emotionnelle,***
- ***la Solidité Intérieure, différente de la rigidité,***
- ***la Confiance en nous-mêmes,***
- ***les Energies de la Terre,***
- ***la Conscience de ce que nous mangeons, buvons, respirons en harmonie avec Terre Mère.***

Dans le Chakra racine nous trouvons les mémoires généalogiques et karmiques, dont une récurrente, celle liée à la sexualité et à toutes ses souffrances. Il est aussi le centre de notre capacité d'agir, de nous mettre en action et d'avancer.

Nous retrouvons aussi dans ce chakra les mémoires de conception, embryonnaires et de naissance. 3 mois avant notre conception, notre Âme ainsi que l'Âme de notre Père et l'Âme de notre mère se sont mises d'accord pour cette incarnation. Si l'enfant n'est pas désiré par les parents incarnés, il est désiré par les Âmes sur un Plan Divin.

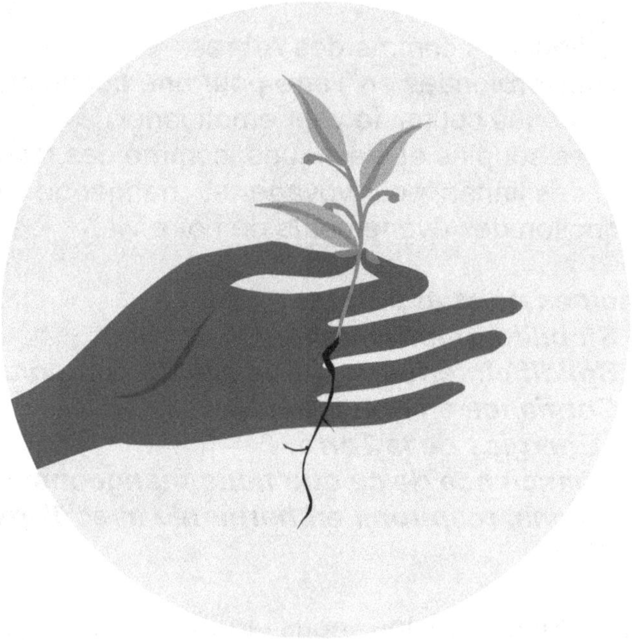

Certaines Âmes choisissent l'expérience très courte de l'incarnation, juste quelques heures de conception ou quelques jours. Et la vie intra-utérine s'arrête. Les Âmes étaient d'accord pour l'expérience. Restent nos émotions, notre culpabilité, nos chagrins. Accueillons-les, libérons-les.

Nous avons la possibilité de libérer toutes les mémoires bloquantes pour que l'Energie de Vie prenne enfin toute sa place, bien au-delà de la sexualité.

Cette libération en conscience permet à tous ceux qui ont les mêmes blocages d'accéder à la guérison, sur des plans subtils, puisque nous sommes tous reliés. C'est la "théorie des cordes".

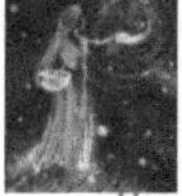

Nous sommes comme les Arbres.
Par la pensée, nous activons nos racines, souples et solides.
Notre Chakra Racine est la base de notre Arbre, notre Assise, notre Assiette et la base de l'Energie de Vie.

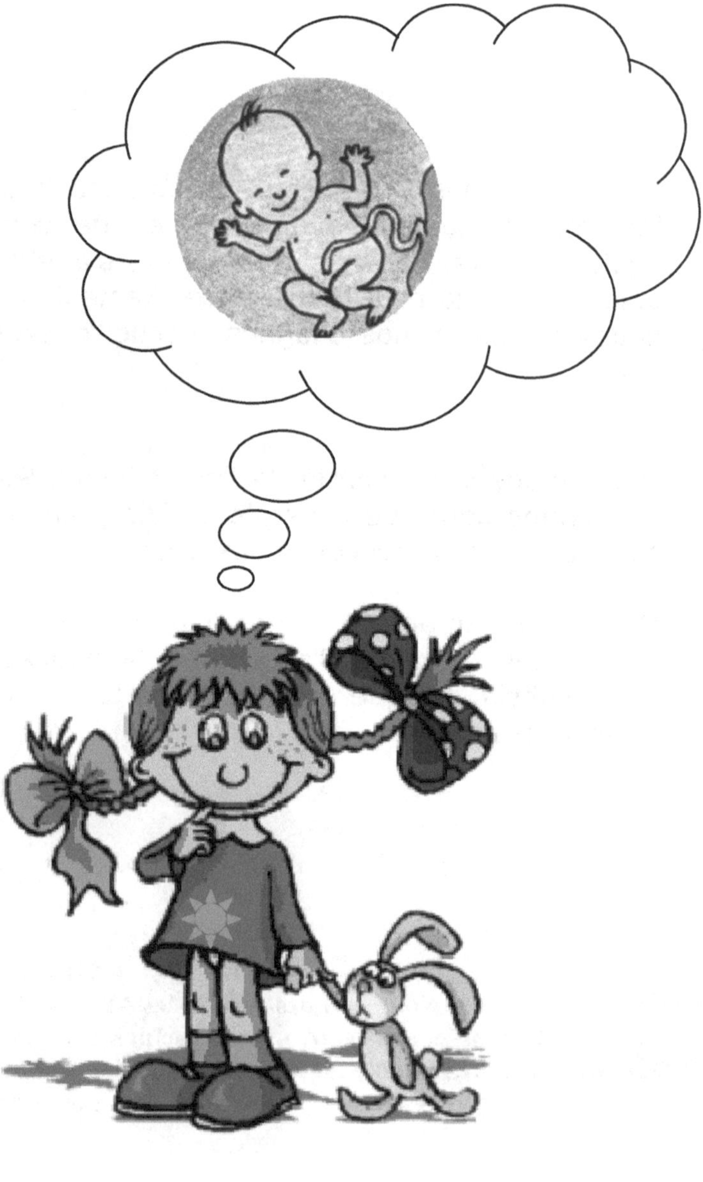

<u>LE CHAKRA SACRE</u>

(Dans le ventre, derrière le nombril)

Berceau de notre Ame, lieu de notre créativité, source de la Joie, ce chakra nous parle de ce qui nous apporte la sérénité lorsqu'on accepte notre créativité. Il est relié aux organes créateurs, ovaires, utérus, prostate. Il est nourri par notre capacité créative - imaginative.

Etre créatif-imaginatif, c'est :

- inventer des recettes de cuisine,
- imaginer la déco du salon ou du jardin,
- chanter ou "sonner" les voyelles de l'alphabet,
- se laisser inspirer pour peindre,
- jouer de la musique ou danser,
- marcher dans la nature et aimer le non-visible, l'énergie des arbres, des êtres élémentaires.
- imaginer des solutions relationnelles,
- inventer des nouveaux modes relationnels,
- se surprendre les uns les autres.

Nous pouvons être très bon musicien ou chanteur ou peintre et avoir un Chakra Sacré en panne parce que nous ne laissons pas place à l'imagination.

Lorsque l'activité créative est en accord avec notre Ame,
la Joie s'installe dans chaque cellule.
Cette Joie est transmise par la Source et vient nous nourrir
par un Cordon Ombilical connecté à notre nombril.

Quelle est donc l'activité créative-imaginative qui nous remplit de Joie ? Engageons-nous alors avec nous-mêmes à nourrir notre Corps de cette Joie, 10mn par jour ou 1h par semaine, minimum.
Plus nous avançons sur le chemin de réconciliation avec notre Divin, plus il est important de nourrir notre Corps avec l'Energie de la Joie. Spiritualité et Sagesse ne riment pas avec Tristesse.

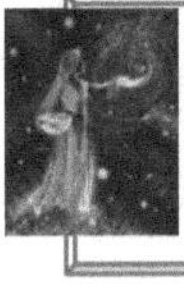

Connectez-vous à votre Créativité et à votre Joie !
Permettez au Cordon Ombilical Divin de se réactiver.
Qu'à travers vous, la Joie puisse arriver sur cette Terre.

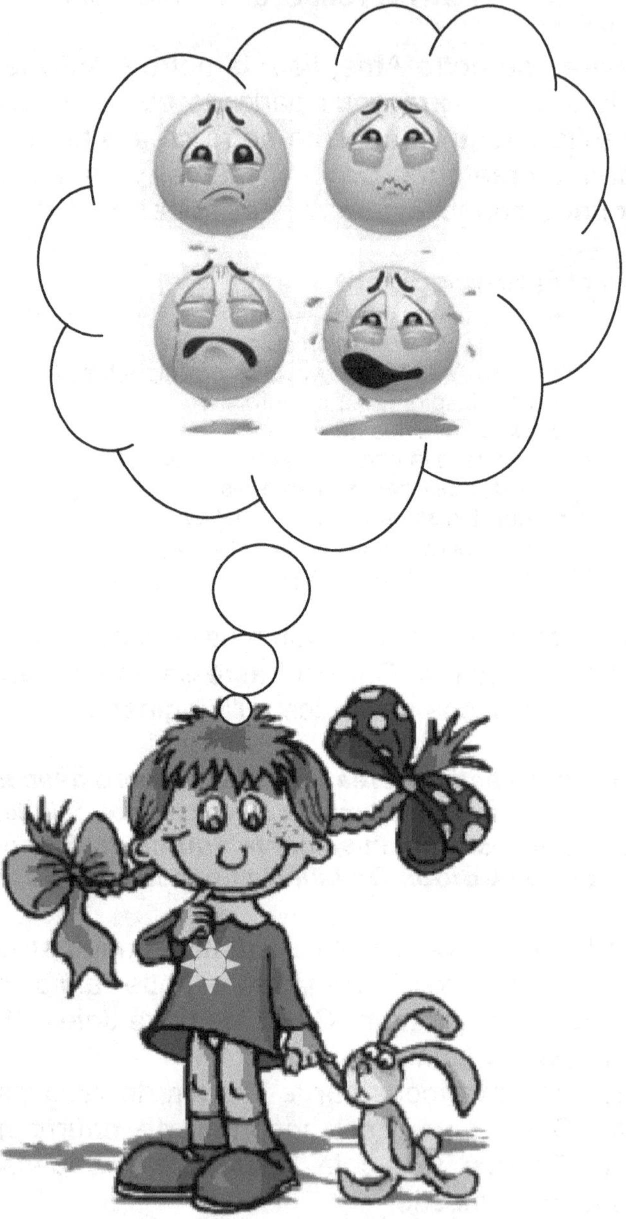

LE CHAKRA PLEXUS SOLAIRE

(Dans le haut du ventre, estomac/diaphragme)

Une émotion non exprimée, un nœud à l'estomac, c'est là. Un "petit grain de sable" qui se dépose dans les organes digestifs et l'énergie se bloque. Un grain + un grain et l'estomac, le foie et la vésicule biliaire crient aïe aïe aïe...

L'estomac : lieu de digestion des émotions. Il y a aussi des situations et des émotions non digérées, des stress engendrés par des peurs et qui créent des brûlures et de l'acidité. Quelles sont donc ces peurs, ces grains de sable qui perturbent le bon fonctionnement de l'estomac ?

Le foie : il est un filtre important dans la digestion des émotions. Il filtre très bien les colères non exprimées, et cela depuis notre conception. Le foie est alors encombré de tous ces grains de sable qui lui créent des blocages fonctionnels et de la douleur. Avant de libérer la colère, il est intéressant d'aller voir ce qui l'a provoquée. Quelle mémoire et quelle souffrance déclenchent la colère. La colère peut-être liée à un sentiment d'injustice.

La vésicule biliaire est très riche en informations.
Elle nous permet de définir notre territoire, de nous positionner, de définir nos limites. Elle nous indique comment circule l'énergie dans la relation aux autres :

- de Nous vers notre Père
- de Nous vers notre Mère
- de Nous vers la Fratrie (frères et sœurs)
- de Nous dans l'énergie du Couple
- de Nous dans l'énergie Parent (vers les enfants)
- de Nous dans l'énergie Professionnelle
- de Nous dans la Vie Sociale (relations aux autres,

connus ou

inconnus)

LE CHAKRA PLEXUS SOLAIRE - suite

Pour chaque type d'Energie apparaissent nos peurs et nos limites. Soit nous sommes bloqués dans nos actions, soit nous sommes dans l'excès et empiétons sur l'espace des autres.

La rate et le pancréas jouent aussi un rôle important dans la digestion des émotions, et dans la diffusion des énergies dans le corps.

Notre corps physique est comme une magnifique entreprise. Tout en haut la tête, qui pilote, qui dirige.
La tête qui souvent oublie que si tout fonctionne, c'est qu'il y a du personnel à tous les étages !

Demandons à notre tête d'écouter ce que demande notre corps, ce que demande chaque organe.

Apprenons à écouter nos organes avant qu'ils se mettent en grève et se manifestent par la douleur.

Il est donc important de prendre conscience de nos peurs, de nos limites, de nos mémoires émotionnelles pour pouvoir les libérer et

prendre pleinement notre place dans cette Vie.

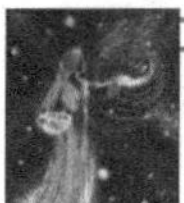

Pour retrouver confiance en soi :
- des racines bien activées,
- une libération des mémoires bloquées dans les organes digestifs,

Et l'Arbre que nous sommes déploie ses branches, c'est-à-dire sa créativité, et active tous ses potentiels.

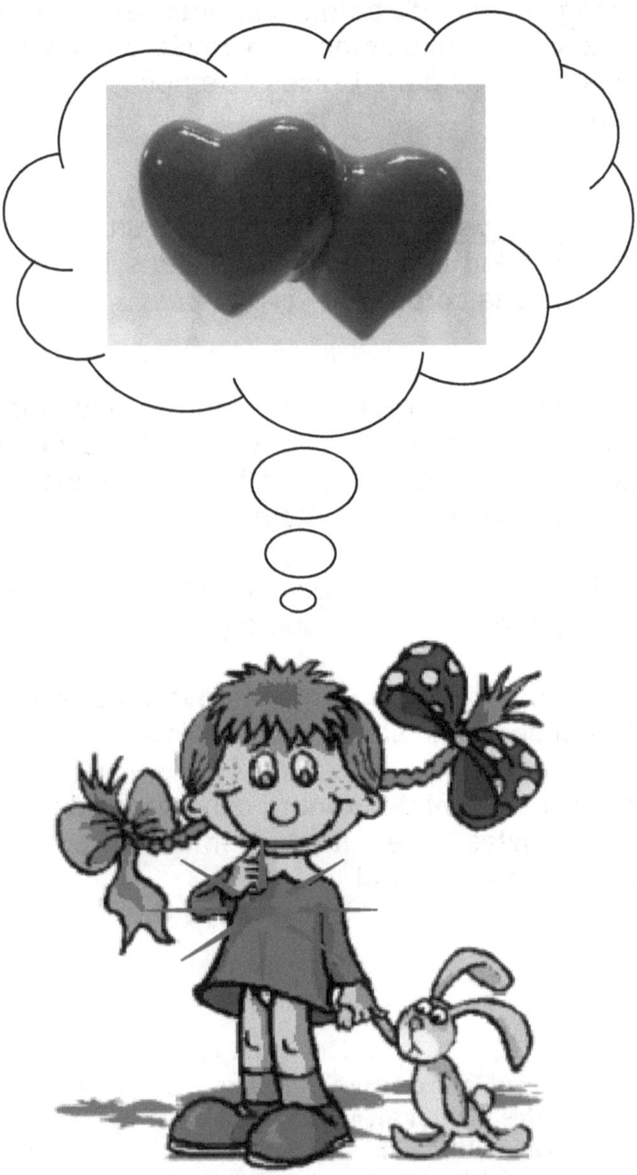

LE CHAKRA DU COEUR

(Au centre du thorax)

La surprise a été de découvrir 2 chakras du Cœur !
Devant : le Temps et l'Amour pour les autres.
Derrière : le Temps et l'Amour pour nous-mêmes.

L'équilibre est parfait quand les 2 chakras ont sensiblement le même volume.

Lorsque le Chakra "pour les autres" est très gros, c'est que nous cherchons l'Amour auprès des autres, nous attendons que les autres nous nourrissent. Alors nous offrons tout notre Amour aux autres dans l'attente d'un retour. Même si l'autre nous offre ce qu'il a de meilleur, cela ne nous satisfait pourtant pas complètement. S'installe un état de manque, de souffrance. Nous seuls savons ce qui est bon pour nous.

Le chakra "pour nous-mêmes" est notre capacité à nous aimer. Si nous puisons trop dedans pour offrir aux autres, il fini par s'épuiser et devient tout petit. Nous prenons sur nos réserves, nous sommes vidés d'Amour. Cela peut engendrer un état de déprime, voir de dépression. Il est donc important de **trouver une activité qui nous remplisse de Joie**, qui nourrisse nos circuits énergétiques et nous reconnecte à notre partie Divine. Ce chakra est lié avec le chakra Sacré.

"Aime ton prochain comme Toi même".
Aime et respecte ton prochain comme tu es capable de t'aimer et de te respecter ; grande école !

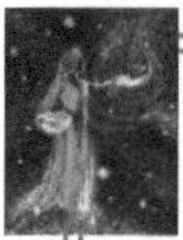

Vous voulez que les autres vous aiment comme vous êtes !
Et vous ? Est-ce que vous vous aimez comme vous êtes ?

Déposez des baisers sur vos doigts,
et déposez vos doigts sur votre peau !
"Amour et Gratitude" à TOUTES vos CELLULES

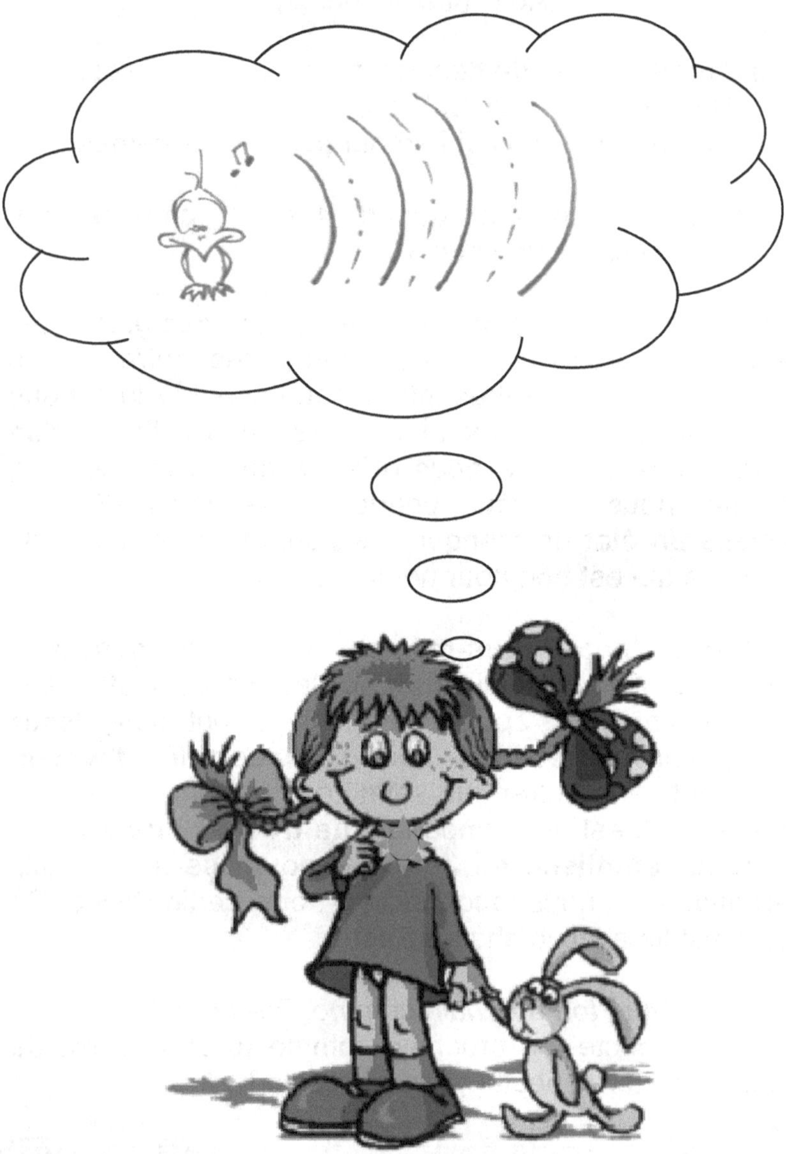

LE CHAKRA DE LA GORGE

(Au centre de la gorge)

Ce chakra est connu de tous car il réagit très rapidement à notre capacité ou incapacité de communiquer nos émotions.
Le chakra de la gorge emmagasine tous les grains de sable des non-dits qui sont en lien avec les souffrances.

Notre corps exprime notre non-communication en bloquant la partie respiratoire haute : nez, gorge, cordes vocales, sinus, thyroïde, mâchoires. Notre langage populaire exprime très bien ce blocage : "Avoir les boules ...", "Quelque chose qui ne passe pas ... ", "Je ne peux pas le sentir ...".

Qu'est ce que nous n'avons pas osé dire ?

Dire, ce n'est pas accuser l'autre, c'est exprimer nos émotions, nos idées, nos ressentis. Dire, ce n'est pas juger. Nous n'avons pas toutes les données pour connaître ce que l'Ame de l'autre est venue vivre.

Exemple : l'autre nous exprime quelque chose aimablement et pourtant nous nous sentons agressés.
L'autre est venu avec sa "plume" toucher une blessure profonde dont nous n'avions pas conscience. Au lieu d'en vouloir à l'autre, nous pouvons regarder notre blessure et commencer ainsi la guérison.
Quelque temps plus tard, la situation se reproduit, et nous ne nous sentons plus concernés. L'autre est venu avec un "clou" toucher une blessure cicatrisée. Nous n'avons plus mal, nous sommes guéris.

<u>**Les dents :**</u> dans ce chakra, nous trouvons aussi les mémoires émotionnelles et généalogiques dans les dents. Nos dents sont les seules cellules qui ne se renouvellent pas tous les 7 ans. Elles contiennent donc toute notre histoire.

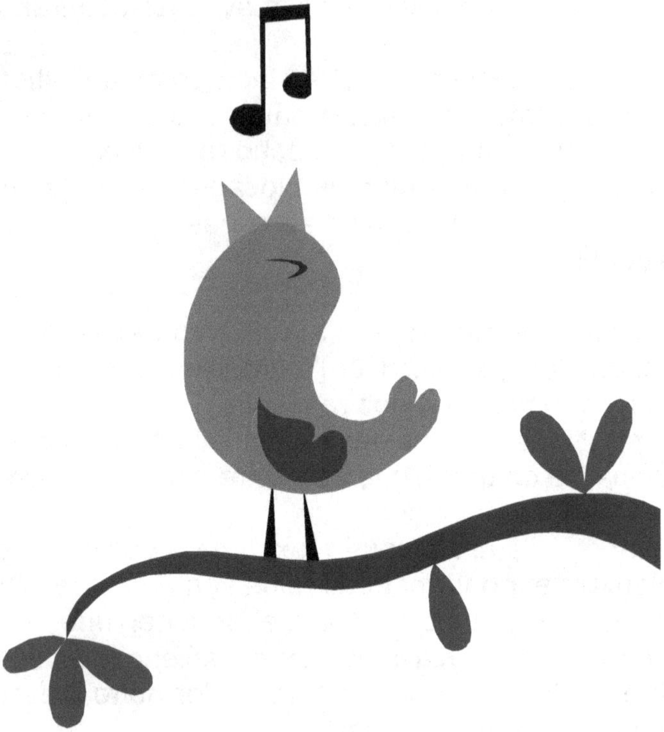

LE CHAKRA DE LA GORGE - suite

Certains dentistes se sont intéressés aux liens entre les dents et les mémoires émotionnelles. Surprenant de vérité.

La thyroïde : elle peut contenir une partie des non-dits, de ce que nous n'avons pas réussi à exprimer. Elle est aussi un filtre et peut être "polluée" par les vibrations de pollutions atmosphériques, alimentaires, ou médicamenteuses.
La thyroïde fait aussi partie du circuit hormonal, et a un rôle important dans l'équilibre de nos émotions.

Un nettoyage énergétique de la thyroïde permet un meilleur équilibre de tout notre corps, physique, émotionnel et énergétique.

Les paroles : le chakra de la gorge est donc lié à notre capacité à nous exprimer. Pour cela, nous avons besoin d'avoir confiance en nous (chakra racine), de connaître nos limites et notre territoire (vésicule biliaire).

Apprenons à reconnecter notre chakra de la Gorge avec le chakra du Cœur, pour que nous puissions verbaliser nos ressentis avec des mots qui viennent du cœur.

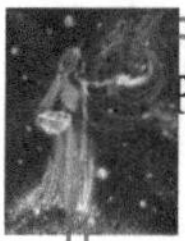

Pour pouvoir s'exprimer sereinement, il est important que le chakra de la Gorge soit en lien avec :

*** le chakra du Cœur : s'exprimer avec des paroles du Cœur.**
*** le plexus Solaire et la vésicule biliaire : définir mes limites.**
*** le chakra Sacré : m'autonourrir d'énergie divine.**
*** le chakra Racine : confiance en moi.**

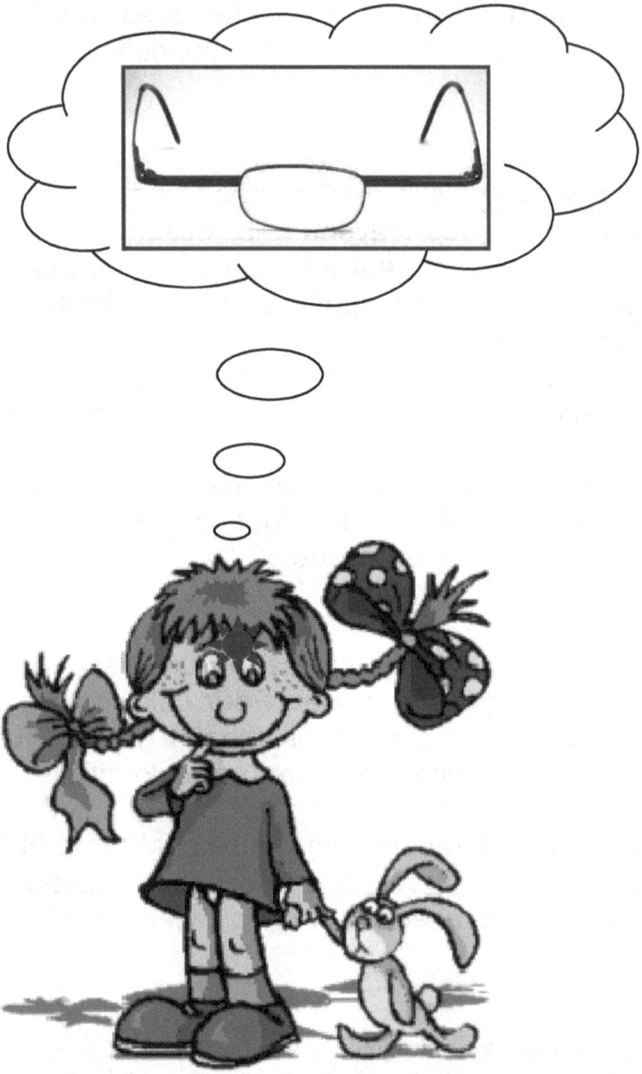

LE CHAKRA DU 3ème OEIL

(Sur le front, entre les 2 yeux)

Ce chakra est relié au corps astral. Ce corps subtil est un véritable radar qui détecte l'énergie de l'autre et transmet les informations via différents circuits et glandes jusque dans le 3ème œil.

Ce radar automatique est actif en chacun de nous. Sommes-nous réceptif aux informations transmises par notre radar ?
Le brouhaha de notre mental, de notre égo et le manque de confiance en nous sont souvent à l'origine de l'impossibilité de percevoir.

Les informations que nous recevons sont soumises au filtre de notre Cœur qui, en lien avec notre Ame, sait ce qui est bon pour nous, et nous dispense alors une émotion de Joie ou une émotion de Rejet.

Le 3ème œil est un peu comme un téléphone portable. Nous pouvons entendre, voir, sentir, goûter, être touché par les informations reçues via le corps astral. Les informations sont émises par tout ce qui nous entoure, visibles et non visibles : végétaux, animaux, humains, lieux, et aussi Guides, Anges, Etres de Lumière, vibrations de Terre Mère et de l'Univers.

Nous pouvons nous entrainer à utiliser nos nouvelles perceptions et pratiquer la télépathie, la médiumnité, la claire audience, claire sentence, claire voyance.

A ce jour, je n'ai pas de recette toute faite à vous proposer ! A chacun de découvrir la sienne.

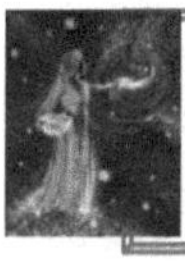

Ecouter notre ressenti, nos intuitions,
c'est savoir faire le silence à l'intérieur de nous.

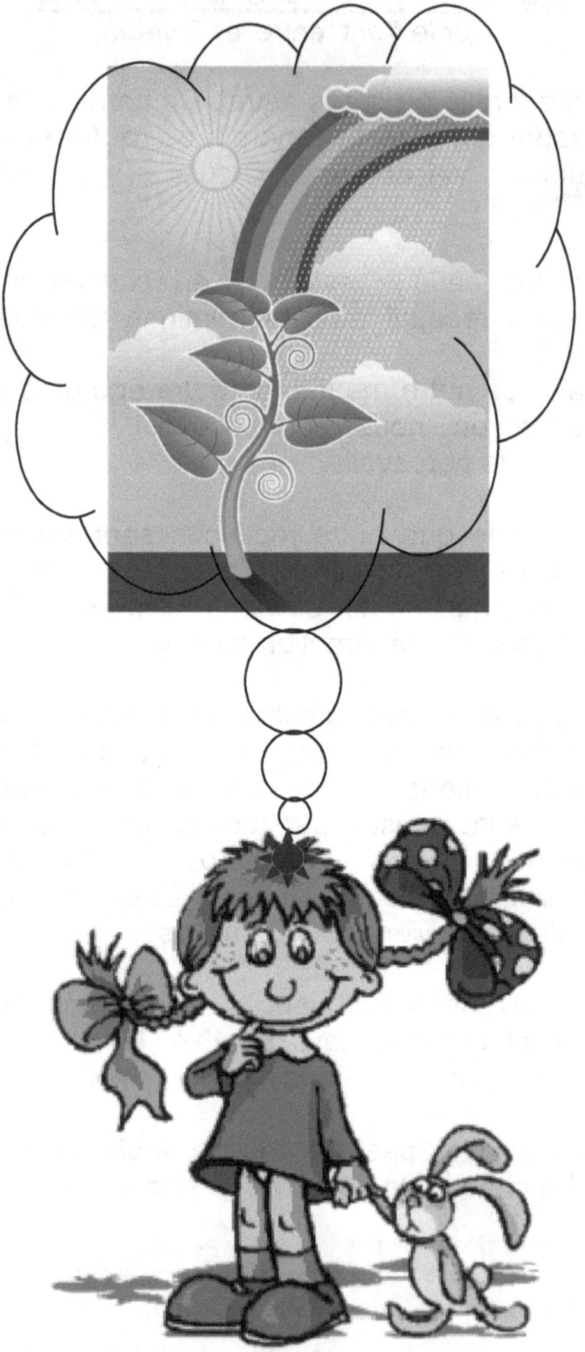

LE CHAKRA CORONAL

(Au sommet de la tête)

C'est le chakra qui nous permet la connexion avec notre partie Divine et avec les Energies d'Amour de l'Univers.

Plus nous prenons conscience de notre Partie Divine et de notre Âme, plus nous bénéficions des énergies qui les nourrissent.

Ce chakra est le lien avec l'Energie du Père, l'Energie du Divin. Il nous apporte la Foi en nous, la Joie intérieure.

Lorsque tous les chakras sont en équilibre, l'axe d'énergie Source-Cœur-Terre et Terre-Cœur-Source s'active, et fait de nous des catalyseurs et des aiguilles d'acupuncture. C'est l'acceptation du Divin en nous.

Par notre pensée et notre conscience, l'Energie de la Source descend dans la matière de Terre Mère, se diffuse pour être à disposition des plantes, des arbres, de l'eau, du vivant et revient nous nourrir dans nos corps physique et subtils.

Depuis 12 000 ans, nous avons expérimenté la densité de la matière et la dualité jusqu'à en oublier le Divin en nous. Aujourd'hui, nous sommes en reconnection au Divin à l'intérieur de chacune de nos cellules et au cœur de chaque atome de ce qui nous entoure. Matière et esprit se retrouvent.

Peut être qu'un jour, dans 12 000 ans, nous aurons oublié la matière, et serons devenus des Etres unifiés, androgynes et totalement esprit.

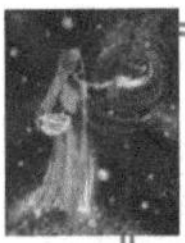

Si nous acceptons le Divin et l'Humain en nous, nous acceptons l'autre tel qu'il est et l'encourageons sur son chemin. C'est l'élévation de conscience.

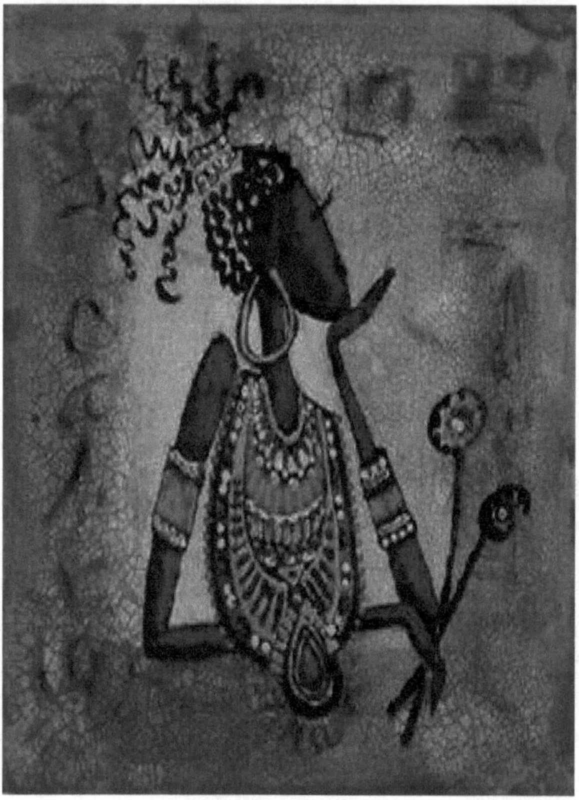

2 - Nos corps subtils :

- le corps mental
- et le corps émotionnel
- l'éritoine
- les hologrammes, hameçons et implants
- l'aura

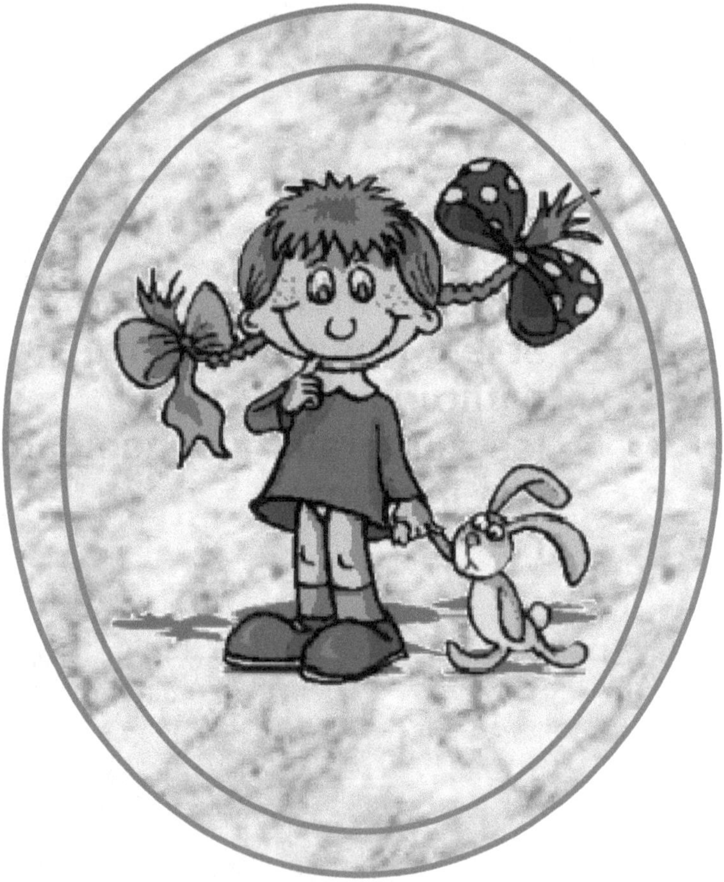

LE CORPS MENTAL & LE CORPS EMOTIONNEL

Les corps "mental" et "émotionnel" sont 2 des 6 corps subtils autour de notre corps physique. Les 4 autres corps ont un rôle plus global sur notre vie. Ils ne seront pas abordés dans ce livre.

Les corps "mental" et "émotionnel" stockent certaines informations :

- les carcans éducatifs, religieux, politiques, sociaux, familiaux, culturels, etc.
- les entraves à la liberté comme les engagements, vœux, pactes, serments signés dans différentes vies.

Quelquefois, sous l'impact d'émotions importantes, les corps mental et/ou émotionnel se décalent et se positionnent à côté du corps physique. Nous avons alors la sensation d'être "à coté de nos baskets", ou "assis entre 2 chaises".

Certaines techniques énergétiques permettent de replacer ces corps simplement. Avant de les replacer, il est important de nettoyer les corps, de retirer les grains de sable et de les remplir d'Energie Divine.

Il arrive que ces corps subtils subissent des dégradations, des fissures, des coupures lors de certains chocs physiques ou opérations cliniques. Il est donc nécessaire de vérifier les fuites énergétiques et de recoudre ou réparer les corps subtils.

Certains médiums ont accès, via les corps subtils ou les mémoires du corps physique, aux maladies karmiques. Ce sont des maladies liées aux mémoires d'autres vies. Leur libération permet parfois la guérison de certaines maladies.

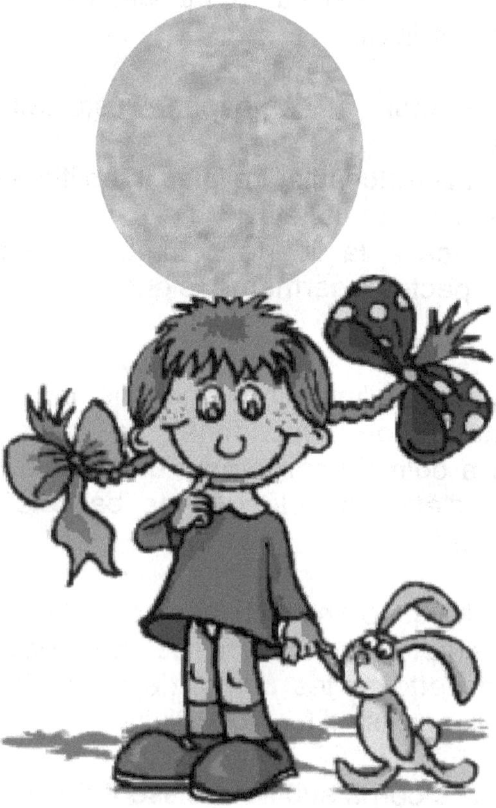

L'ERITOINE

L'Eritoine est une bulle, comme un égrégore, posée au sommet de notre tête. Cette bulle concentre les pensées et paroles émises par d'autres envers nous.

Lorsque l'Eritoine se trouve saturé par les pensées négatives, le passage pour l'Energie Divine se trouve amoindrit. Nous percevons des intentions malfaisantes à notre égard sans pour autant qu'elles soient réelles.

Les pensées d'Amour permettent de transmuter ce qui est dans l'Eritoine, qu'elles soient émises par nous ou par d'autres.

Quelles sont les pensées que nous émettons envers les autres ?

Nous sommes co-créateurs, à travers nos pensées, nos paroles et nos actes de l'évolution de la Terre et de ses habitants.

Dès ce jour, en accord avec notre cœur, nous pouvons émettre des pensées, paroles et actes constructifs et créatifs pour créer demain sur cette Terre.

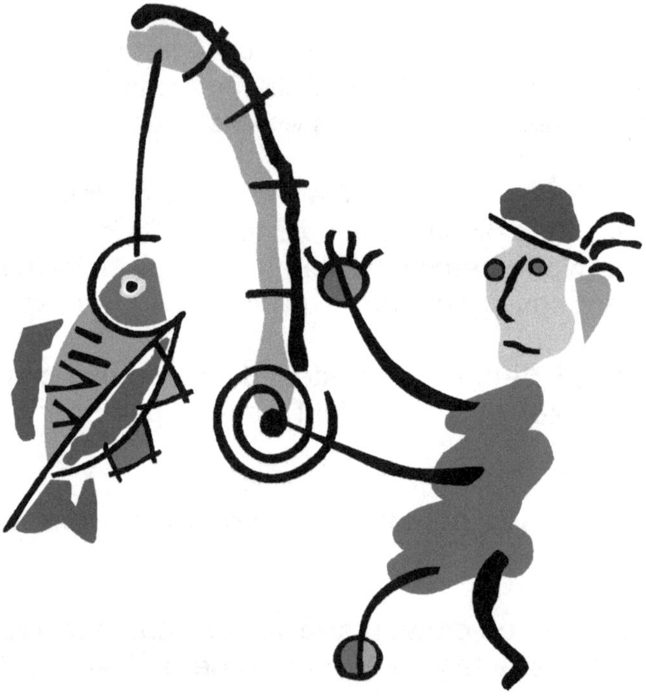

LES HOLOGRAMMES

Les hologrammes sont d'autres formes énergétiques, avec d'autres formes de programmes. Certains hologrammes sont modifiés par les champs énergétiques et électriques qui nous entourent, tels que les téléphones, la wifi, les satellites.

Nous pouvons demander de l'aide aux Etres de Lumière pour une réparation ou suppression des hologrammes.

LES HAMECONS

Les hameçons sont les liens invisibles que nous tissons entre nous, et qui deviennent des entraves. Ils nous amènent vers une dépendance à l'autre.

Les hameçons peuvent être thérapeutiques, familiaux ou relationnels. Coupons les liens entravant, retirons les hameçons et retrouvons notre liberté pour des rencontres avec le coeur, libre et heureux comme un poisson dans l'eau.

LES IMPLANTS

Ce sont de vieilles mémoires avec programmations, d'une époque où nous maitrisions bien les énergies. Une époque où nous avons expérimenté l'abus de pouvoir sur l'autre, en intégrant dans ses corps subtils des programmes limitant. Pour que demain permette à chacun de retrouver son libre arbitre, son autonomie et son potentiel, retirons nos implants.

Lors du retrait des implants, bien penser à les détruire, à les transmuter.

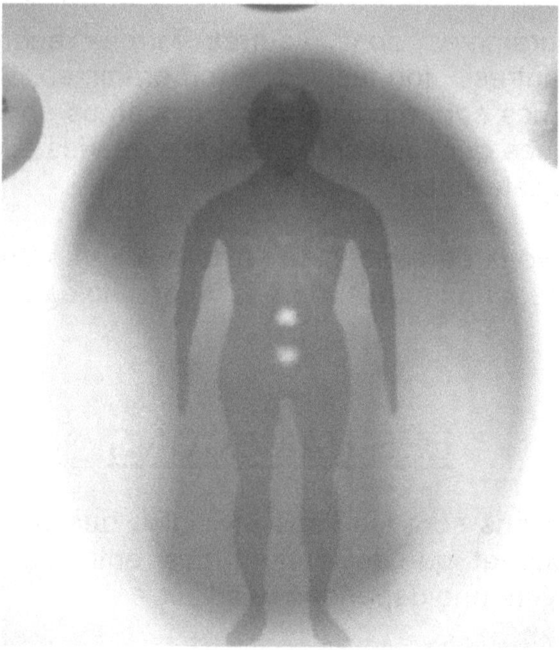

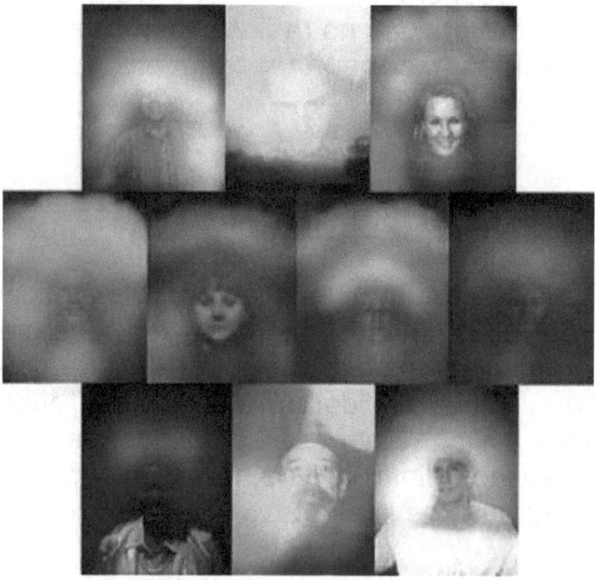

L'AURA

Notre CORPS émet un champ électromagnétique nommé AURA. L'Aura varie légèrement d'une minute à l'autre en fonction de nos émotions.

L'aura nous permet de lire nos blocages, et à l'inverse quand l'énergie circule librement dans les organes, les cellules, les chakras, l'aura nous montre nos potentiels.

Les zones de couleurs, leurs dispositions permettent de comprendre qui nous sommes, quelles sont les émotions encore présentes, quels potentiels sont disponibles. L'Aura permet aussi d'identifier la présence des Etres de Lumières et des Guides.

L'Aura est détectée par des systèmes électroniques, par résonnance magnétique en Physique Quantique et par photos.

Depuis plus de 20 ans, la science peut mettre en image ce que nos yeux ne peuvent pas encore voir.

L'Aura nous montre que nous sommes Un :
corps + mental + énergie

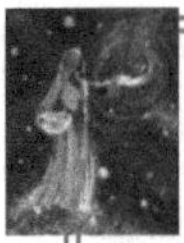

La guérison de notre Etre passe par :
- la guérison du Corps Physique,
- la transformation de nos Pensées,
- la transmutation des Mémoires Emotionnelles.

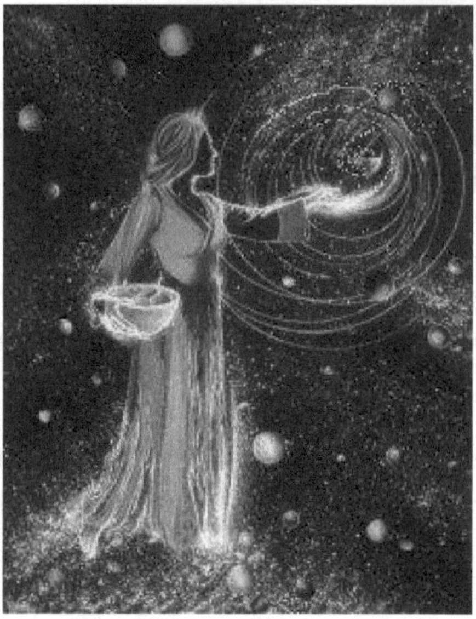

IV - L'ARBRE & SES FRUITS

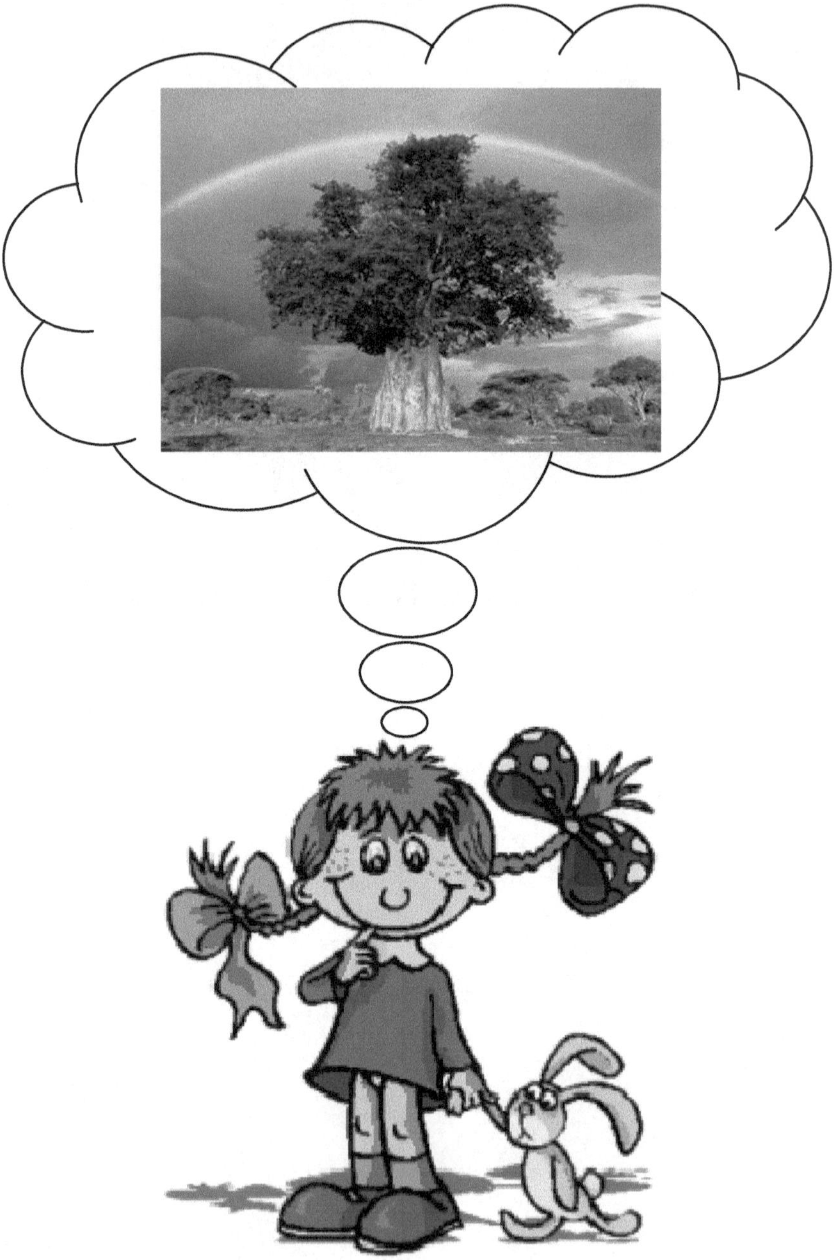

L'ARBRE & SES FRUITS

Notre énergie est comme la sève des arbres.

Il est important que :

- **nos racines** soient solides, bien plantées, pour accueillir l'Energie de Terre Mère,
- **notre tronc** soit guéri de ses blessures,
- **nos branches** se déploient avec tout notre potentiel.
- **nos feuilles** nous représentent réellement, c'est ce que les autres voient de nous.
- **nos fruits** soient le résultat de notre créativité. Nos fruits portent les graines de ce que nous semons.

Vouloir développer nos potentiels sans guérir les mémoires émotionnelles fait de nous un "Arbre fragile".

Le tronc : La plupart du temps, pour nous maintenir en équilibre, nous plantons autour de nous des "tuteurs". Ce sont des principes d'éducation, des interdits, des obligations, des compensations par les lectures, les formations, les diplômes.
Ceci nous pousse vers un besoin de maîtrise, de contrôle, jusqu'à une prise de pouvoir sur notre environnement par la sensation d'être supérieur, d'être mieux guidés, de savoir ce qui est bon pour l'autre.
Ils sont notre rigidité (physique et énergétique) et nos protections autour de notre tronc.

Regardons nos "rigidités" et acceptons qu'elles n'aient plus d'utilité. Faisons croître notre Souplesse et Solidité Intérieure.

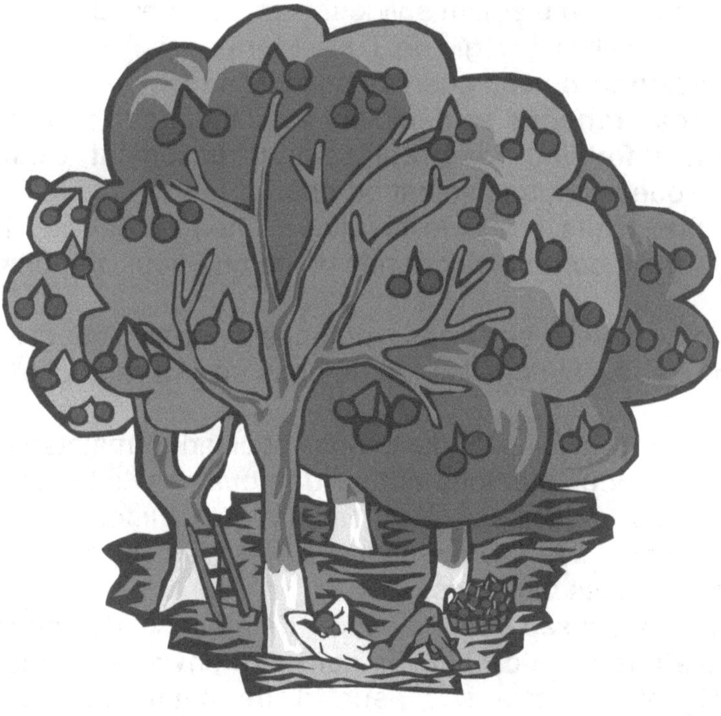

L'ARBRE & SES FRUITS - *suite*

Nos branches : elles sont porteuses de tous nos potentiels, c'est tout ce qui est stocké en nous, accumulé par nos ancêtres et toutes nos expériences de vies. Tous nos potentiels ne seront pas utilisés dans cette vie. Activons-en quand même quelques uns.

Nos feuilles : elles représentent ce que les autres voient de nous. Elles sont la terminaison des branches et du tronc. Si l'énergie circule bien dans l'arbre, les feuilles sont rayonnantes et attirantes. Elles disent qui nous sommes. Nos feuilles sont en lien avec notre Aura.

Nos fruits et nos graines : ils sont le résultat de notre créativité, de notre potentiel. C'est ce que nous avons à offrir aux autres. Nos fruits sont porteurs de nos graines, de ce que nous semons.

Lorsque nous offrons nos fruits, acceptons aussi que l'autre soit libre de leur utilisation, et libre de faire pousser ou non les graines offertes. C'est le Libre Arbitre de chacun.

Comme la graine de l'arbre, tout notre potentiel est déjà inscrit en nous.

C'est à ses fruits qu'on reconnaît l'arbre

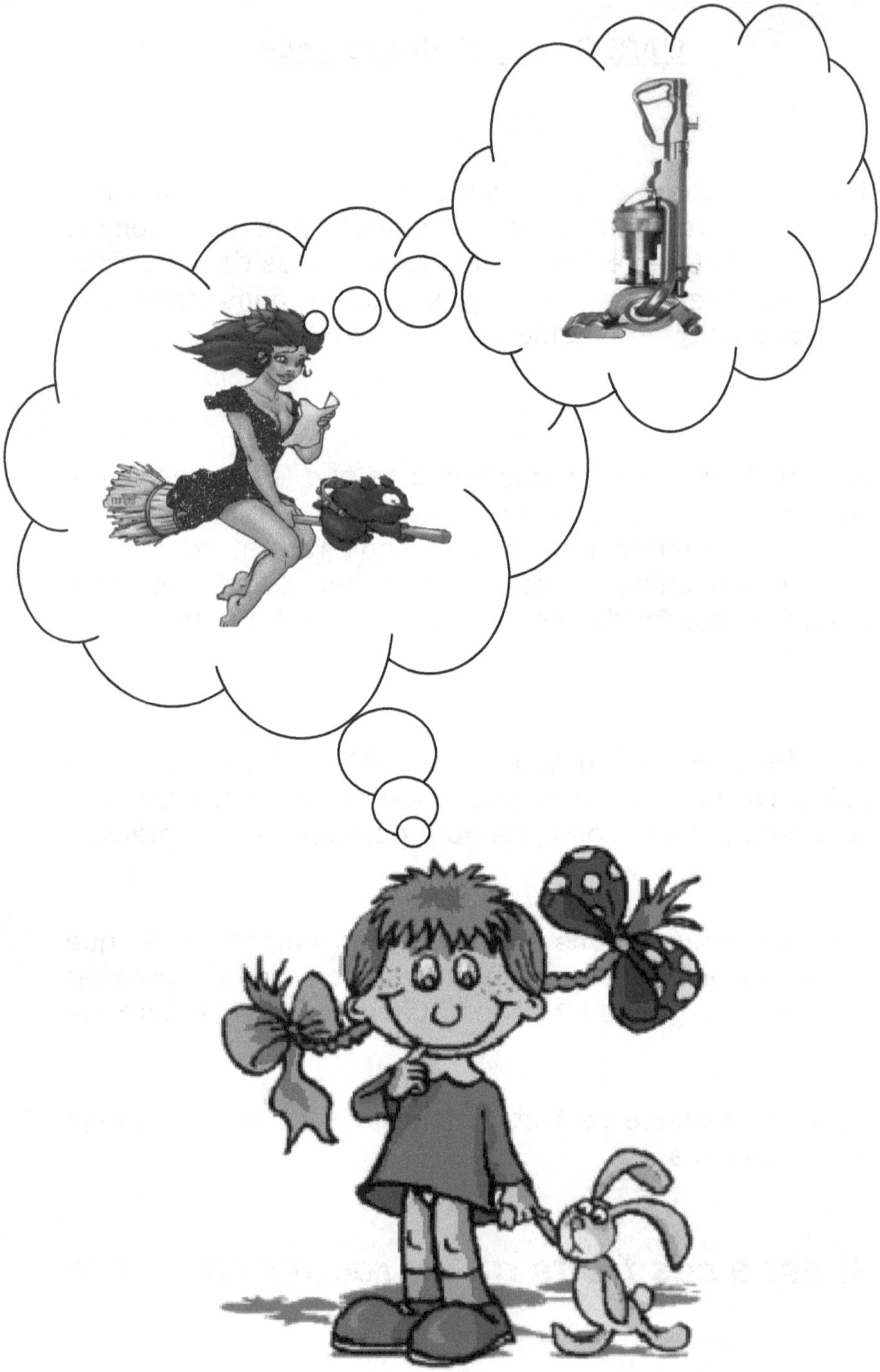

COMMENT FAIRE DU MENAGE EN SOI ?

Sur notre mental :

- développement personnel
- Méthode ESPERE de Jacques SALOME
- PNL (programmation neuro linguistique)
- psychologie
- sophrologie
- etc.

Sur notre physique :

- acupuncture
- iridologie, auriculothérapie
- massage
- médecine allopathique
- naturopathie
- osthéopathie
- plantes, homéopathie
- réflexologie plantaire
- etc.

Sur notre émotionnel et/ou énergétique :

- art thérapie
- E.F.T.
- fleurs de Bach
- ho'oponopono
- kinésiologie, psycho généalogie
- soins énergétiques (Reiki, Esséniens...).
- thérapie vibratoire : son, couleur
- yoga, qi qong
- etc.

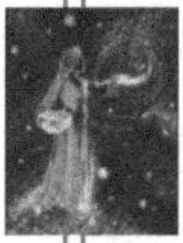

IMPORTANT
Chaque technique est un OUTIL avec un TECHNICIEN.

BIEN GARDER son DISCERNEMENT
pour l'OUTIL et pour le TECHNICIEN.

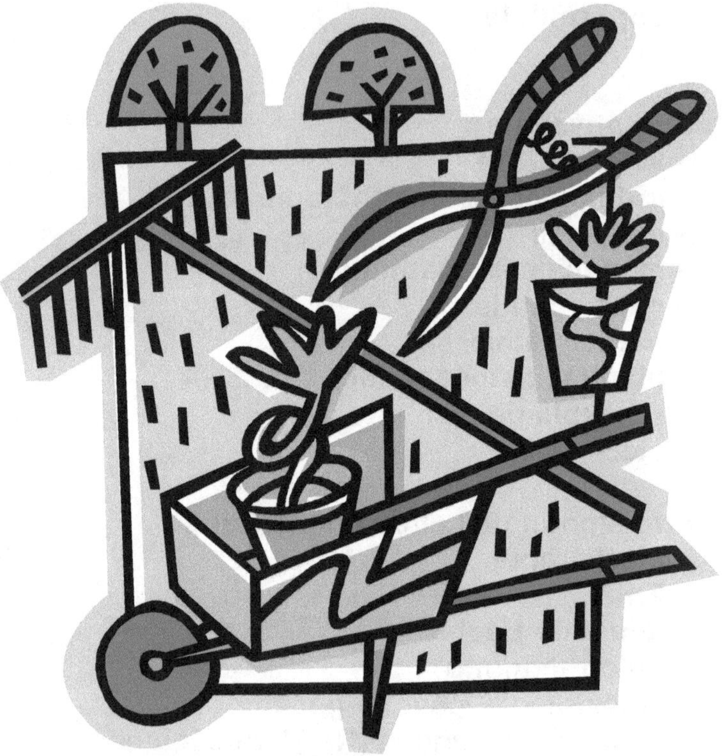

LES PETITS OUTILS POUR S'AUTO-GUERIR

Nos corps ont stockés des informations qui sont devenues encombrantes ou obsolètes.
Nous prenons de plus en plus conscience de nos réactions, de nos émotions.

Nous pouvons dès maintenant commencer à nous auto-guérir en utilisant des outils simples.

Exemple :

- cette semaine, j'utilise l'outil "Ho'oponopono".
- la semaine prochaine, c'est l'outil "Respiration".
- ou l'outil "Alimentation" sur lequel je vais me concentrer,
- l'outil "Analyste" ou l'outil "Programmeur"
- annuler mes pensées non constructives en 12 secondes.
- etc ...

Un outil à la fois, en douceur, en conscience.

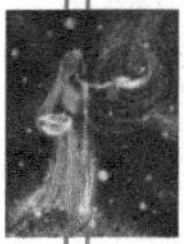

<u>Ecologie et recyclage jusqu'au bout.</u>

Nous libérons nos vieilles mémoires, ok. Transformons les, transmutons les en Amour pour Terre Mère.

ANALYSTE PROGRAMMEUR

Il y a aussi un outil que j'appelle "l'Analyste Programmeur". C'est l'ingénieur qui occupe notre cerveau. Il pilote, maîtrise, organise, gère tout ce qui se passe. Contrôle total !

Nous pouvons leur parler, parce qu'ils sont deux :

- **le programmeur** qui est responsable de tous nos programmes, y compris des programmes obsolètes de l'époque "Cro-Magnon".
- **l'analyste** qui reçoit les données extérieures, les infos des programmes, les émotions, ... qui en fait l'analyse et donne le chemin à prendre, la décision finale.

1 * Entrons en contact avec le programmeur pour lui demander de SUPPRIMER nos programmes obsolètes, nos vieux schémas de fonctionnement que notre cerveau sait très bien activer. C'est aussi un acte volontaire de notre part. Quand la "moulinette" du cerveau se met en marche, c'est de notre responsabilité de dire "STOP", et suppression de nos vieux programmes.

L'espace ainsi libéré permet d'installer de nouveaux programmes avec de nouvelles façons de penser.

2 * Puis entrons en contact avec l'analyste, et demandons lui de prendre en compte les nouvelles données liées à l'énergie, aux besoins du corps, aux perceptions extra sensorielles.

3 * Demandons à l'analyste que la décision finale soit prise en accord avec le Cœur qui est en contact avec l'Ame.

Il n'y a que nous pour modifier nos pensées, nos schémas, nos fonctionnements. C'est une rééducation de chaque jour. C'est un acte volontaire, qui demande parfois beaucoup d'énergie.

NETTOYAGE DES CONNEXIONS

Dans notre tête, il y a ce magnifique instrument que l'on appelle le cerveau. Il est composé de 2 parties :

- cerveau droit : ressenti, imagination
- cerveau gauche : structure, actions

Les deux cerveaux communiquent à travers des connexions.

Activons le nettoyage énergétique dans nos connexions pour réduire voir supprimer les pollutions :

- alimentaires
- médicamenteuses
- vaccins
- émotions
- etc.

Même chose dans notre moelle épinière, nettoyons les pollutions diverses pour réactiver nos brins d'ADN.

Pour nettoyer, imaginons une belle lumière de couleur "Or", en provenance directe des Plans Divins, de la Source. Cette énergie "Or" vient remplir le cerveau et la moelle épinière.

Chaque pollution est immédiatement transmutée.

La sérénité s'installe en nous.

LA FLAMME VIOLETTE

L'Archange Mickael et Maitre St Germain nous ont donné un enseignement pour nous auto-nettoyer avec la Flamme Violette.

Cette Flamme fait partie d'un éventail de flammes sacrées avec les couleurs de l'Arc en Ciel. Elles ont chacune leur propriété sur notre corps physique.

La Flamme Violette nettoie et transmute nos mémoires émotionnelles en Amour.

A utiliser sans modération.

Demandons l'aide de l'Archange Mickael et de la Flamme Violette. Imaginons cette Flamme arriver dans la partie de notre corps qui a besoin d'un nettoyage. Visualisons-la pendant quelques minutes. Comme dans une cheminée, la Flamme Violette consume les grains de sable.

Pour ceux pour qui cela est un peu difficile à imaginer, vous pouvez utiliser des "Barba papa" (ceux des dessins animés) de couleur violette. Ils mangent vos émotions, vos douleurs, vos grains de sable et les transforment en graines d'amour.

ANNULER LES PENSEES

Il y a au sommet de notre tête une petite glande qui propulse les pensées vers l'extérieur en 12 secondes.

Nous avons donc 12 secondes pour annuler nos pensées avant qu'elles ne sortent de notre tête.

Nos pensées non constructives créent autour de nous une zone non lumineuse qui va du gris clair au gris foncé. Nous percevons cette zone chez les autres.

Nous avons déjà ressenti quelqu'un tout "gris", tout triste, ou au contraire "rayonnant".

Les Etres de Lumière nous demandent d'être de plus en plus dans la Joie permanente, la Joie de chaque instant.

Supprimons nos pensées grises.
Remplissons-nous des beaux moments de la vie.

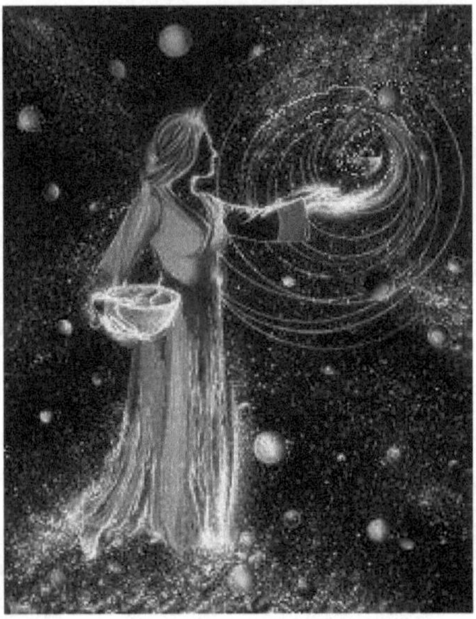

V - AU DELA DE NOUS

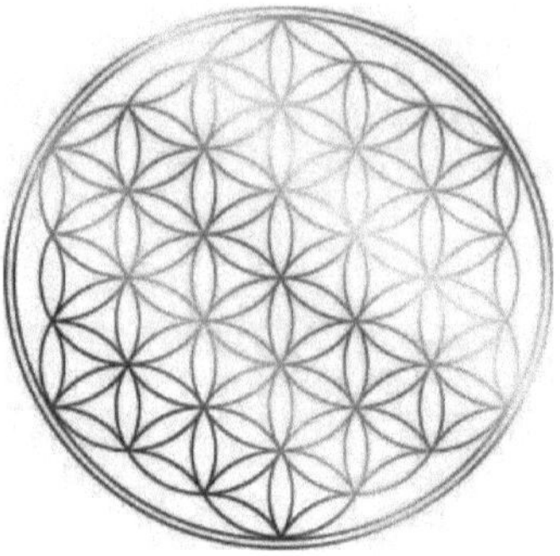

Fleur de Vie

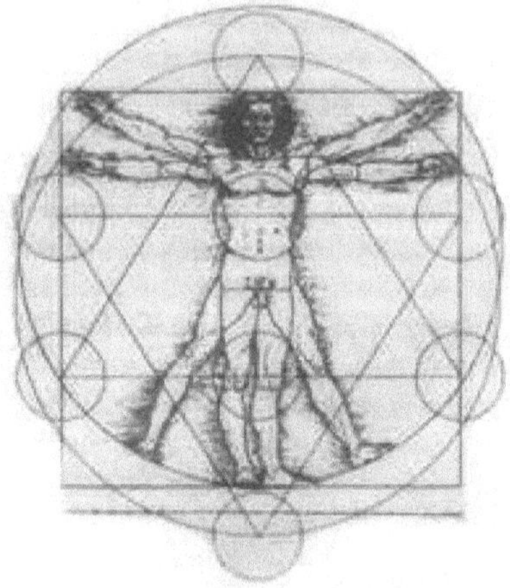

L'Homme de Vitruve de Léonard de Vinci.
Les 2 triangles représentent le Merkaba.

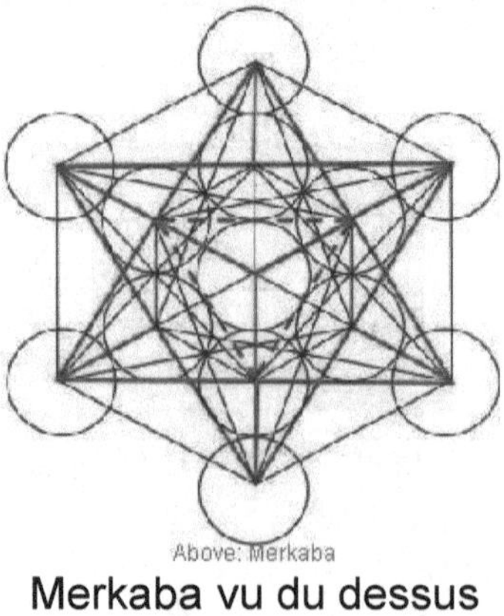

Merkaba vu du dessus

La GEOMETRIE SACRE autour de nous

En plus de nos 7 corps subtils non visibles, de notre aura, il y aussi autour de nous des champs d'énergie reliés à la Géométrie Sacrée. En voici quelques uns.
Certains initiés nous ont transmis toutes ces informations sous forme de tableaux, dessins, peintures, écrits. Les gardiens de toutes ces sagesses sont aussi les amérindiens et les aborigènes australiens.

FLEUR DE VIE

Dans notre corps, la zone du sacrum contiendrait les premières cellules de la conception et elles seraient disposées en forme de "Fleur de Vie".
Une deuxième "Fleur de Vie" est placée autour de nous, comme le montre le dessin de Léonard de Vinci : l'Homme de Vitruve.
Nous pouvons aussi demander aux Etres de Lumière qui nous entourent une réparation de nos "Fleurs de Vie".

MERKABA

Le Merkaba est un champ d'énergie composé de 2 pyramides, une pointe vers le haut, l'autre pointe vers le bas.
Les 6 points ainsi créés sont reliés à nos chakras et à nos corps subtils, c'est un ensemble complet.
Lorsque ce champ est puissamment activé, il nous permet des déplacements subtils dans l'espace. A quand la téléportation ?

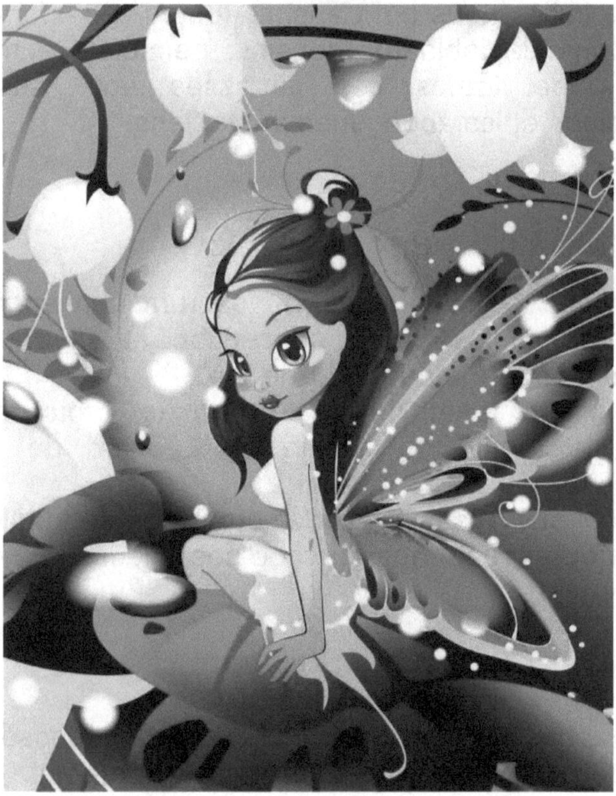

PLANS SUPERIEURS

Au-delà de l'Aura et des corps subtils, nous avons encore d'autres parties de nous qui nous relient aux Plans Supérieurs.

Nous sommes incarnés sur cette planète, dans cette vie, dans ce corps.

Une partie supérieure de nous vie d'autres expériences simultanément :

- avec d'autres êtres incarnés sur cette planète,
- avec des Etres dont la vibration est différente de la notre, tels que les élémentaux (les êtres attachés aux 4 éléments Feu, Eau, Air et Terre), les guides intraterros (Etres de Lumière), etc.

Nous sommes reliés entre nous, et aussi avec ce que nous ne voyons pas.

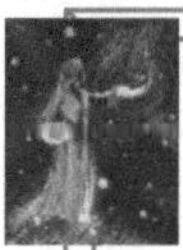

La Libération et la Transmutation de nos Mémoires et Souffrances nous allègent, et allègent notre famille, notre pays, notre Terre.

En Physique Quantique, c'est la Théorie des Cordes ou Entanglement.

Et SURTOUT

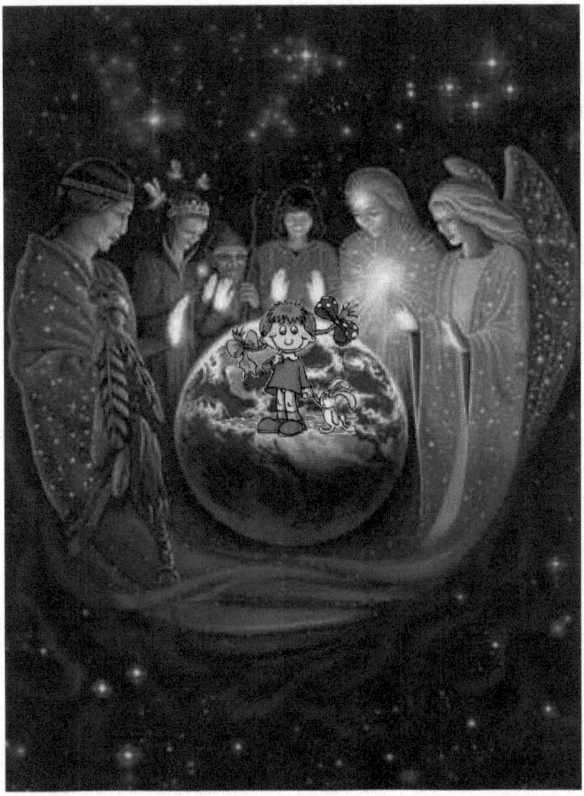

Et AU DELA DE TOUT ...

Nous sommes entourés d'Etres de Lumière,
de Maîtres Ascensionnés,
de Médecins de l'Univers,
d'Anges Gardiens, de Guides.

Leur aide est précieuse, indispensable, vitale.

La Lumière qui coule à travers nous, pour nous même, ou pour aider l'autre, est transmise par ces Etres d'Amour.

Ils sont Energie de Guérison, Energie Lumière, Energie Amour.

Comme une Maman veille sur les premiers pas de son enfant, ils nous accompagnent avec Amour tout au long de notre vie.
Ils nous laissent expérimenter notre capacité à nous mettre debout, douter, tomber, nous relever, à marcher vers la Lumière. Ils nous guident vers une reconnection à notre Partie Divine, à notre Etincelle de Vie.

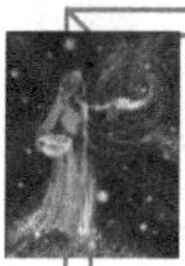

Notre corps qui est composé d'EAU
se met alors en harmonie vibratoire avec l'

ENERGIE d'

AMOUR de l'

UNIVERS

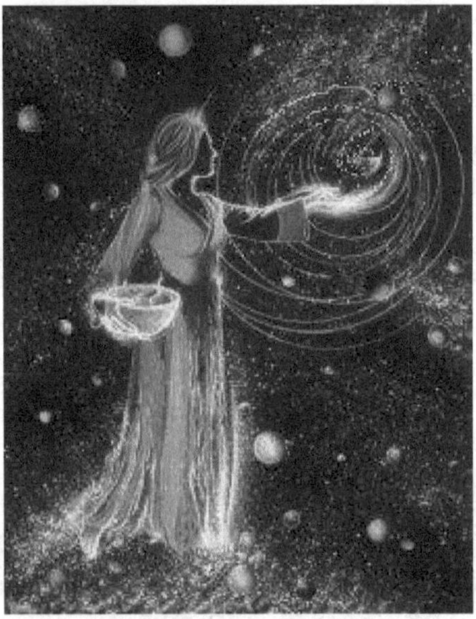

VI - A PARTAGER

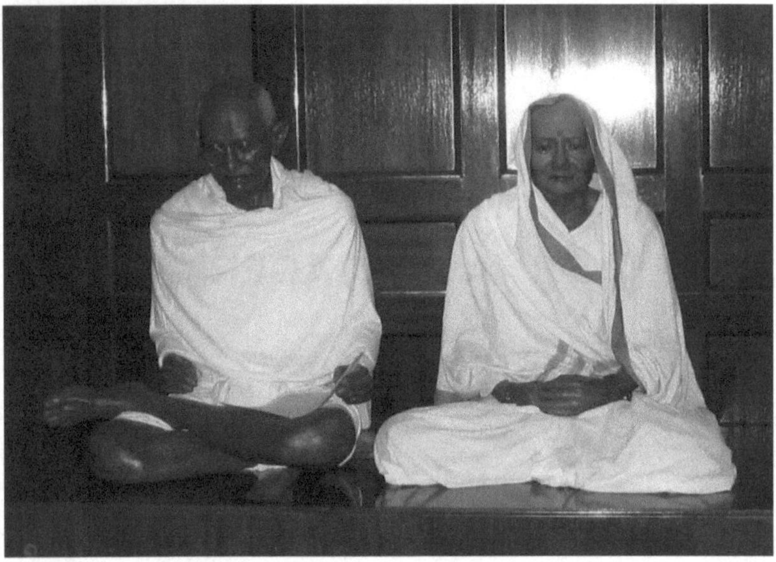

GANDHI

A vous, ici présents.

Ne soyez pas tristes.
Vous êtes des Flammes de Paix.
Continuez à transporter la Flamme d'Amour qui est dans votre cœur.

Faites la grandir encore, qu'elle ne s'éteigne jamais.
Vous devez semer la Paix. Vous êtes venus ici pour ça, la Paix dans le cœur des Hommes, la Paix dans le cœur de la Terre.

Vous êtes ma continuité. Ne faiblissez pas.

Aimez vous, aimez les autres sans jugement.
Faites moi appel quand vous faiblissez, je saurai raviver cette belle Flamme qui est en vous.

Gandhi - Octobre 2008 - message reçu devant son mausolée.
Dans ce lieu, il n'y a qu'un arbre, pas de banc,
il fait chaud et pas le droit de s'asseoir par terre.
Je tourne en rond, m'appuie à l'arbre et j'ai hâte de repartir.
C'est alors qu'un Etre très lumineux vient devant moi. C'est Gandhi.

Un SOURIRE

Un sourire ne coûte rien et produit beaucoup
Il enrichit ceux qui le reçoivent
Sans appauvrir ceux qui le donnent.

Il ne dure qu'un instant
Mais son souvenir est parfois éternel.
Personne n'est assez riche pour s'en passer,
Personne n'est assez pauvre pour ne pas le mériter.

Il crée le bonheur au foyer, soutient les affaires,
Il est le signe sensible de l'amitié.
Un sourire donne du repos à l'être fatigué,
Rend du courage aux plus découragés.

Il ne peut ni s'acheter, ni se prêter, ni se voler,
Car c'est une chose qui n'a de valeur
Qu'à partir du moment où il se donne.

Et si quelquefois vous rencontrez une personne
Qui ne sait plus avoir le sourire,
Soyez généreux, donnez lui le votre
Car nul n'a autant besoin d'un sourire
Que celui qui ne peut en donner aux autres.

Anonyme

ECOUTE

Lorsque je te demande de m'écouter
Et que tu commences à me donner de bons conseils,
Alors tu ne fais pas ce que je t'ai demandé.

Lorsque je te demande de m'écouter
Et que tu te mets à me dire pourquoi je ne devrai pas me sentir ainsi,
Alors tu piétines mes sentiments.

Lorsque je te demande de m'écouter
Et que tu penses devoir faire quelque chose pour régler mes problèmes,
Alors tu me laisses tomber, aussi étrange que cela paraisse.

C'est peut être pour cela que la prière aide certains,
Car Dieu ne donne pas de bons conseils ni n'essaye "d'arranger" les choses.
Il ne fait qu'écouter et nous laisse prendre soin de nous mêmes.

Alors, s'il te plaît, écoute moi seulement,
Et si tu veux vraiment dire quelque chose, sois patient,
Ensuite, je te le promets, je t'écouterai.

Anonyme

PARTAGE DE LECTURE

Quelques livres que j'ai lu et aimé :

** Techniques d'auto-guérison*

- Masaru Emoto : l'Eau, mémoire de nos émotions, édition Guy Trédaniel

- Ho'oponopono : Luc Bodin et Maria Elisa Hurtado-Graciet, édition Jouvence

** Découvrir notre corps :*

- Mona Hébert, La Médecine des Femmes, Editions le Souffle d'Or
- La Caresse de Venus, Docteur Gérard Leleu.

- Dictionnaire du langage de vos dents, Estelle Vereeck, éditions Luigi Castelli

- Dis moi où tu as mal, le lexique, Michel Odoul, éditions Albin Michel

** Découvrir les Etres de Lumière :*

- Telos I, II et III de Aurélia Louise Jones. Voir l'association TELOS France.

- Shamballa et les Maitres de Sagesse, Daniel Briez, Editions Monique Ethier

- Doreen Virtue, Archanges et Maitres Ascensionnés

- Appel aux Guerriers de Lumière, Amlas-Marie, Editions Le Dauphin Blanc.

- La Vie des Maitres, Baird Thomas Spalding

NOUS SOMMES TOUS RELIES

Je guéris mes souffrances,
Connexion à la Terre, Energie de la Mère.
Je libère mes mémoires émotionnelles, mes peurs,
mes vieux schémas ; cela m'apporte :
la Confiance en Moi, la Solidité Intérieure.

Je m'élève en conscience,
Connexion au Divin, Energie du Père.
J'apprends, je lis, je découvre,
j'expérimente, je conscientise ; cela m'apporte :
la Foi en Moi, la Joie.

J'accepte le Divin et l'Humain en Moi,
J'accepte mon potentiel.
Je permets aux autres de le faire aussi.
Et c'est toute notre planète qui en bénéficie.

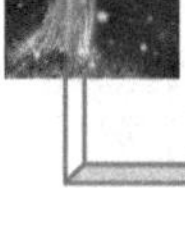

Quand le passé est sur la voix de la paix,
Quand notre Âme retrouve le chemin du Divin,
Nous sommes de plus en plus présents dans l'instant,
Et nous pouvons en conscience construire demain.

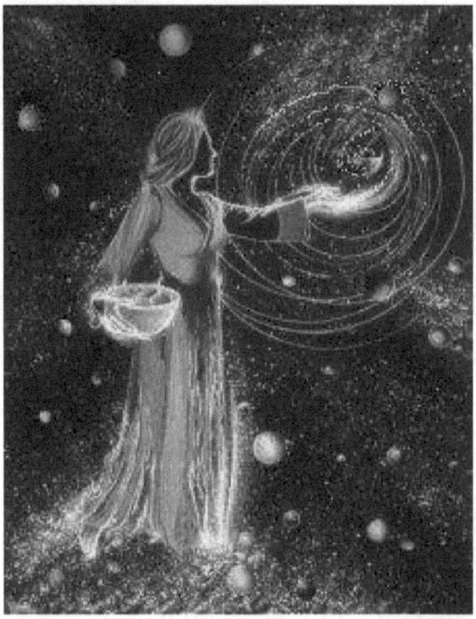

VII - SOMMAIRE
&
ANNEXES

SOMMAIRE

Gratitudes :

Merci à tous ceux qui m'ont aidé à lever mes peurs, à franchir le cap et à écrire ce livre.

Merci à ceux et celles qui m'ont accompagnés pendant ce temps d'écriture : Thomas sur son ile du nord, Olivier pour sa patience et ses relectures, Patricia pour toutes les corrections, Fanny, Valérie des Pyrénées, Valérie de la Loire.

Merci à mes parents et mes frères et sœurs, et ceux qui partagent leur quotidien, merci à tous d'être ma famille.

Merci à tous les amis et amies pour leurs demandes, leurs conseils, leur amour, leur présence, nos conversations, nos partages et nos échanges, sans tabou, sans jugement, avec le cœur.

Mon cœur vous remercie de tant d'Amour reçu.

A vous qui avez lu, merci.

Marie, le 01 décembre 2012

Contact :

mariephelippeau@hotmail.fr

FSC
www.fsc.org
MIX
Papier | Fördert
gute Waldnutzung
FSC® C083411

Kolibri 360 GmbH
Ferdinand-Jühlke-Straße 7
99095 Erfurt, Deutschland
produktsicherheit@kolibri360.de

Druck:
CPI Druckdienstleistungen GmbH
im Auftrag der
Kolibri 360 GmbH
Ferdinand-Jühlke-Str. 7
99095 Erfurt